「普通がいい」という病

泉谷閑示

講談社現代新書

1862

はじめに

私たちはみんな、ほかの人とは違う「角《つの》」を持って生まれてきました。「角」とは、自分が自分であることのシンボルであり、自分が生まれ持った宝、つまり生来の資質のことです。

この「角」は、何しろひときわ目立ちますから、他人は真っ先にその「角」のことを話題にしてきます。動物としての習性からでしょうか、集団の中で「角」のためにつつかれたり冷やかされたりして、周囲から格好の餌食《えじき》にされてしまうこともあります。そんなことが繰り返されますと、いつの間にか「この『角』があるから生きづらいんだ」と思うようになる人も出てきます。

自分が自分らしくあること、その大切な中心である「角」、それを自分自身で憎み、邪魔にして隠しながら生きるようになってしまうと、生きること自体が色あせ始め、無意味なものに感じられるようになってきます。生きるエネルギーは枯渇し、すべてが立ち行かなくなってしまいます。

私は精神療法（心理療法やカウンセリング、精神分析などを包括する言い方で、精神科医が行う場合によく使う名称です）を専門とする精神科医として、さまざまな人の相談と向き合ってきていますが、訪れるクライアントに、このような問題を抱えた人たちが、近年、確実に増えてきている印象があります。

アメリカの劇作家テネシー・ウィリアムズの戯曲『ガラスの動物園』には、ひきこもりがちになっているローラという若い女性が登場します。ローラは、ガラスで出来た動物のコレクションを大切にしていて、中でも一番のお気に入りが、ユニコーン（一角獣）です。

この戯曲は、ウィリアムズ自身のやり場のない悲しみから生み出された作品と言われていますが、精神科に入退院を繰り返し、ついにはロボトミー（脳の前頭葉切截術）を施《ほどこ》され廃人同様になった姉のローズが、ローラのモデルになっていると言われています。家族の誰よりも知性があり、やさしく温かかった姉ローズ。しかし彼女の脳の手術は、当時大学生で郷里を離れていた弟のウィリアムズには全く知らされぬうちに、親の承諾で行われました。それをあとで知ったウィリアムズは、大好きな姉のために何も出来なかった自分を責めさいなみました。

この劇中で、ローラの大切なユニコーンがアクシデントで床に落ち、その「角」が折れてしまいます。しかし、そこでローラはこう言います。

——でも、いいのよ。神さまがこういう形で祝福して下さったのかもしれない。
——手術を受けたと思うことにするわ。角の切除、おかげでこの子も変種っていうひけ目を感じないですむ。これからは、角のない他の馬たちともっと気楽につき合えるのよ。

テネシー・ウィリアムズ『ガラスの動物園』より　松岡和子訳　劇書房

ガラスのユニコーンは、この劇では、幼い頃から脚が悪くひきこもりがちで、純粋で壊れやすいローラ自身のメタファー（隠喩）なのです。つまり、変種というひけ目を感じていたのは、ローラ自身なのです。ウィリアムズは、「角」の切除を「神の祝福」と捉えなければならないローラに、姉ローズの失われた悲しみや怒りをこめて描いたのです。

　このような手術による治療はもちろん現在は行われていませんが、しかし、別の形で、私たちの身近に、目に見えぬ「角」の切除がはびこっているように思います。

　人間社会の至るところで多数派の信奉する価値観によって、私たちは知らず知らずのうちに一種の洗脳を施され、「自分で感じ、自分で考える」ということから遠ざけられてしまっています。たとえば、「あるがまま」の人間は邪悪なもので、「あるべき」姿に向けてしっかりコントロールすべきなのだといった考え方などは、そうしてすり込まれた価値観の代表格です。こういうことが、今日の「角」の切除をひき起こしている根本にあります。

「角」の切除を施された人たちは、初めに感じていたはずの窮屈さも忘れ、「普通」であることをみずから望むようになり、周囲の人間や子どもたちにも同じ価値観を求めはじめます。「『角』の切除をして普通になることが大人になることなのだ」という洗脳が、こうして拡大していきます。

こういう状況に対して疑問を感じ悩みはじめた人が、孤立無援な中で行き詰まり、不適応や心身の不調が起こり、われわれのもとに相談にいらっしゃることも珍しくありません。

「角」が切除された大人たちを身近なモデルとして育ってきた人たちの中には、人生の早い段階で生きる意欲が枯渇し、生きる意味を見失って、日々虚《むな》しさを紛らわすだけになっているケースも少なくありません。そして、強い自己否定が心に巣食ってしまい、自傷行為にふけったり、死を望むようになっていたりすることもあります。

しかし、私はこの問題を社会的な問題として考えたいのではありません。社会制度上の問題をいくら解決したとしても、個々の人間に浸透してしまっている基本的価値観のところが変わらない限り、モグラ叩きのように、問題は別のところから形を変えて噴出してくるだろうと思うからです。

今、私たちが取り組まなければならないのは、人間という生き物の根本的な特性を深く理解し、その上で「自分で感じ、自分で考える」という基本に支えられた生き方を回復することです。そのためには、外から仕入れた公式にただ数値を入力するような考え方を捨てて、今まで疑うことなく信じていたさまざまな常識や知識を、一度ていねいに洗い直してみる作業が必要です。

本書では、その手がかりになるような、さまざまなキーワードやイメージが登場します。これらは、従来の心理学や精神医学から私が学んだことを一旦取り外し、実際の臨床場面である時ふと浮かんだキーワードや説明のイメージ、講演や講義の最中にふと口をついて出た言葉、そんなものの集合体です。ですから、何か確固とした理論を提唱しているつもりはありません。どの考えも「生き物」ですから、今後いつでも訂正されたりバージョンアップされていく可能性のあるものです。心理学などの試験勉強にはまったく役に立たない本であることは言うまでもありません。

この本は、カウンセラーや医療職を目指す人たちに向けた講座や講義でお話しした内容をベースにしていますから、治療にまつわる話や病気についての話もたくさんありますが、決して専門家に向けて書いたわけではありません。

心の問題について本気で新しい手がかりを探している人であるならば、治療者であれ、患者さんであれ、あらゆる立場の方に何らかのヒントがあるのではないかと思います。また、クリエイティブな仕事をされている方たちにも結構役立ちそうな、さまざまな表現者たちの言葉もちりばめられています。

それでは早速、一〇回連続の講義形式で始めましょう。

目次

帯・章扉イラスト――大塚砂織

第１講
不幸印のギフト
〜病・苦しみの持つメッセージ〜

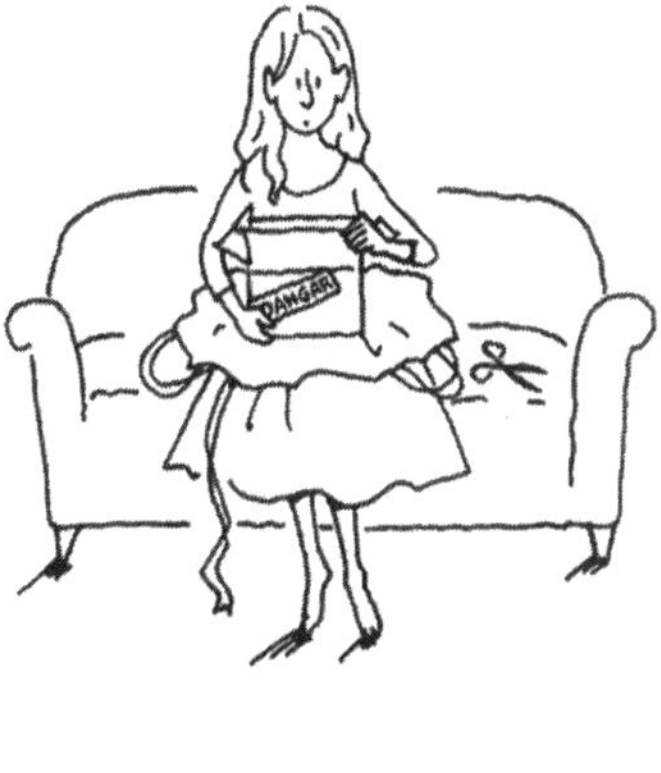

心の問題を扱っていますと、身体を診る一般科ではあまり問題にならないような、特殊なテーマにいろいろと遭遇します。

たとえば、クライアントのお話を聞いていくうちに、むしろ周りにいる人たちの方が病んでいるんじゃないかと思えてくることもあります。その人自身が病んでいなかったからこそ、歪《ゆが》んだ周囲に反応して具合が悪くなっていたり、また、日本の精神風土に染まり切れないために不適応が起こっているようなケースもある。さらには、現代社会の不自然さに対して馴染《なじ》めないために苦しんでいる人もいる。

そういうわけで、本人と環境の、そもそも一体どちらが問題なのかということについては、そう簡単に判断することはできません。違和感を覚えないで生きている多数派の方がすなわち健康、と考えるのはあまりに早計でしょう。

そこで、病気と健康、あるいは異常と正常、それらは一体どこで線が引けるものなのか、あるいは、果たして線を引くべきなのかどうか。ここから私たちの問いを始めていくことにしたいと思います。

異常と正常

自分自身が行き詰まった経験を持っている人ほど、この病気と健康というものが、決してそれぞれ別世界のものではなく連続して繋《つな》がっているのだということを、きっと実感していることでしょう。つまり、その境目はあるようでないものなのです。

ところが医療現場では、「これはパニック障害です」「はい、これはうつ病」「じゃ、この薬を飲んで下さい」「入院して下さい」という扱われ方をされがちです。

では、一体いつから、そんなふうに病気と健康がキッパリと区分けされるようになったのか。昔はどうだったんだろうか。そういうことについて述べているのが、次に引用した文章です。

精神病をつくりだしている澄みきった世界では、もはや現代人は狂人と交流してはいない。すなわち、一方には理性の人が存在し、狂気にむかって医師を派遣し、病気という抽象的な普遍性をとおしてしか関係を認めない。他方には狂気の人が存在し、やはり同じく抽象的な理性、つまり秩序・身体的で精神的な拘束・集団による無名の圧力・順応性の要求たる理性を介してしか理性の人と交流をもたない。両者のあいだには共通な言語は存在しない、むしろもはや存在しないのである。十八世紀末に狂気が精神病として制定されてしまうと、両者の対話の途絶は確定事実にされ、区別は既成事実になり、狂気と理性の交換がいとなまれていたところの、一定の統辞法を欠く、つぶやき気味のあの不完全な言葉のすべてが忘却の淵にしずめられた。狂気について
の理性の側の独白《モノローグ》にほかならぬ精神医学の言語は、その基礎には上述の沈黙しかもちえなかった。

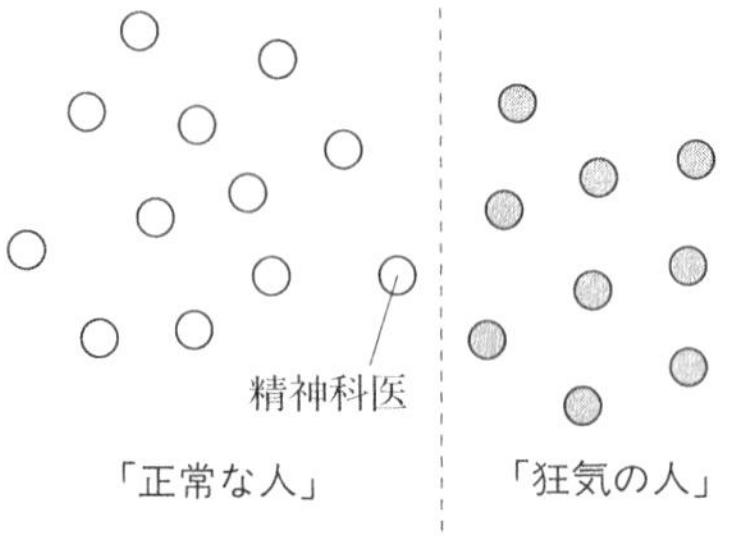

図1-1

ミシェル・フーコー『狂気の歴史』「序言」より　田村俶訳　新潮社

このミシェル・フーコーという人は、元々精神医学を学んだ人ですけれども、二〇世紀を代表するフランスの思想家、哲学者です。この『狂気の歴史』という本はすごく分厚い本で、これはその前書きからの引用です。少々難しい文章ですが、簡単に言うと図1-1のような感じです。

この図で、左の方が「自分は正常だ」と思っている人です。そして右側に「狂気の人」がいると、現代の社会は考えているわけです。それで、右側の人に対しては、もっぱら精神科医が面倒をみなさいというような構造になっている。だから左の正常側にいる人は、精神科医を介してしか右の人と交流しないようになってしまっている。しかし、昔の社会ではこうではなかった。昔は、こんな境目はあるようでないようなもっと曖昧《あいまい》なものであって、理性でも狂気でもないような言葉がたくさんあったし、そういうものによってきちんと交流していたのだ、という内容です。これは、いわゆる精神病についての論ですから、現代に特有な心の問題については、そのままでは当てはまらない部分もあるかもしれませんが、健康／病気とか正常／異常という問題について考える上ではとても大事なものだと思います。

「狂気についての理性の側の独白《モノローグ》にほかならぬ精神医学の言語」とありますが、これはつまり、「自分は左側に足を置いていると思っていて、右側を単に病気とか狂気と見るような精神医学は、独り言のように無意味なことばかり言っている」と言っているわけです。なかなか手厳しい言葉ですが、本当にそうだなと私も思います。

正常と異常、健康と病気、そういう区別がはっきりあるのだというようなものの見方では、大切な本質は見えてきません。ただ診断マニュアルに従って病気の診断をし、それに基づいた知識を投入し診察をしても、それだけでは、そのクライアント個人の抱える問題の本質からは遠ざかるばかりです。

近代以降の社会は、確かにそういうふうに正常と異常を分けて考えてきたけれども、元々は境目のない、連続したものであるということ。そういう分け隔てのない見方で人間を見た上で、この場合にはこういう意味で精神医学的なサポートが必要だという順番で考えていくのでなければならないわけです。

しかし、これは医療者側だけの問題ではありません。クライアント自身も「自分は異常なんだ」とか「私はどうせ病気なんだから」というように、自分に対して差別的な見方をしてしまっていることがかなりあります。そう見てしまったのでは、自分の内部で先ほどの図の右側と左側のような分断が起こってしまい、問題が余計に複雑になっていってしまいます。

まずは、自分を一つのものとして捉えていくこと、異常／正常というレッテル貼りを自分自身に対して安易に行わないこと、そういうことがとても大切だと思うのです。

「詩人」として生きる

秋の夜に、
僕は僕が破裂する夢を見て目が醒めた。
人類の背後には、はや暗雲が密集してゐる
多くの人はまだそのことに氣が付かぬ
氣が付いた所で、格別別様のことが出來だすわけではないのだが、氣が付かれたら、諸君ももつと病的になられるであらう。
デカダン、サンボリスム、キュビスム、未來派、
表現派、ダダイスム、スュルレアリスム、共同製作……
世界は、呻《うめ》き、躊躇《ちうちょ》し、萎《しぼ》み、
牛肉のやうな色をしてゐる。
然《しか》るに、今病的である者こそは、
現實を知つてゐるやうに私には思へる。
健全とははや出來たての銅鑼《どら》、
なんとも淋しい秋の夜です。

『中原中也全詩歌集〈上〉』未刊詩篇I「脱毛の秋」より　講談社文芸文庫

この「病的である者こそは、現實を知つてゐるやうに私には思へる」という所に、中原中也の痛烈な叫びがあると思います。先ほども言いましたが、この正常というものが何をもって約束されているのか。それはやはり、世間一般の常識とか、そういった類《たぐい》のものだ

ろうと思います。そこから逸脱した者は病的と見なされてしまう。しかし、そういう人たちの方が、鋭く物事を見抜いているところもあるのではないか、と中也は告発しているのです。

ところで、私はこんなふうに詩を講義などの資料としてよく使うのですが、なぜ詩なのかと言いますと、先ほどのフーコーの文章にもありましたが、この正常と異常の境界線上にあるような視点や言葉が、今の時代ではほとんど失われてしまっている。けれども、その失われてしまった貴重な言葉で、詩がつくられているからなのです。

「正常」と「異常」の両方を股にかけて、往《い》ったり来たりしながら「異常」の世界の言葉を「正常」の方へ持ってきて伝えようとしているのが詩ではないかと私は思います。だから、単に感傷的になって書いたようなものは、どんなに行分《ぎょうわ》けしてあっても、私は詩だとは思わない。決して生きやすい生き方ではないかもしれないけれども、この境界線上に立って誠実に生きようとしていることが、詩を生む上で欠かせない前提だと考えます。

しかし、もし「異常」の側にすっかり行ってしまったら、ミイラ取りがミイラになってしまって、豊かなものや真実の何かを運んできたり出来なくなってしまう。それはまた、別の意味で貧しくなってしまうことであって、そうならないしたたかさやしぶとさが、また一方で大切でしょう。

私は、このように境界線上に立って生きる人を「詩人」と呼びたいのですが、この意味での「詩人」とは、必ずしも詩を書く人という意味ではなくて、音楽や演劇をやっている場合もあれば、絵を描いている場合もあるし、家庭で料理を作ったり、野菜を作っていたり、手芸をしていたりする場合もある。別に何をやっているのでも構わない。とにかく、この「正常」と「異常」の境界線上にいるような、物事を新鮮に見る視点を持って生きている人である。だから、ありのままに世界を見て、しかも力強く生き生きと生きるという意味で、「詩人」として生きることが、私たちに必要なことではないかと思うのです。

『人形の家』のノラが家を出た理由

イプセンの『人形の家』というお芝居がありますが、中にこんな場面があります（登場人物のノラとトルワル・ヘルメルは夫婦です）。

ノラ　明日、家へ帰ります……あたしの実家へ。あそこなら、何かすることを見つけやすいでしょうから。

ヘルメル　あまりに世間知らずだから、そんなむちゃなことを言い出すんだ……

ノラ　知る必要があるでしょう、トルワル、その世間てものを。

ヘルメル　家庭を、夫や子供たちを、見捨てることはできないはずだ！　みんながなんと言うと思う？

ノラ　そんなこと気にしてたら行けなくなるわ。わかっているのは行かなきゃならないということだけ。

ヘルメル　しかし、これはめちゃくちゃだ。きみのもっとも神聖な義務に反することになるぞ。

ノラ　あたしのもっとも神聖な義務って何、あなたの意見では？

ヘルメル　聞く必要もないじゃないか。夫と子供たちに対する義務に決まってる。

ノラ　同じくらい神聖な義務がほかにもあるわ。

ヘルメル　いや、あるわけない。例えば何だ？

ノラ　自分自身に対する義務。

ヘルメル　何よりもまず、きみは妻であり母親なんだ。

ノラ　そんなこと、もう信じない。何よりかにより、あたしだって人間なんですからね、あなたと同じだけ人間よ……少なくともあたしはそうなりたい。ほとんどの人はあなたのほうが正しいと言うでしょうよ、トルワル、それにあなたの後ろにはいっぱい本がくっついているのよね。でも世間の人の言葉やあなたが本で見つけた理屈だけじゃ、もう安心できなくなった。あたしは何でも自分で考えて、自分で決めたい。

（中略）

ヘルメル　きみはきっと病気なんだな、ノラ。熱があるんだ。どうみても正常とは思えない。

ノラ　あたしは今夜ほど意識も頭もはっきりしてたことはないわ。

ヘンリック・イプセン『人形の家』より　坂口玲子訳　劇書房

これは、一八七九年の初演当時、非常にセンセーショナルなお芝居でした。それから一〇〇年以上経った今でも、人間は何も変わっていないなと思います。特に最後の「きみはきっと病気なんだな」という所。こういうふうに今でも「病気」という言葉が使われてしまっています。つまり、自分の生きている常識の世界からちょっとでも逸脱したもの、コントロールのきかないものはみんな病気とされてしまう。そのような見方をされてしまったら、両者のコミュニケーションは成り立ちません。

ですから、ノラはこのあと家を出るのです。これはお芝居ですが、強烈なリアリティが感じられます。


人間は、もし気が違っていないとしたら、別の違い方で気が違っていることになりかねないほどに、必然的に気が違っているものである。

パスカル『パンセI』四一四より　前田陽一・由木康訳　中公クラシックス

一七世紀フランスの数学者・物理学者・哲学者であるパスカルも、同じような視点を持っていました。正常／異常という線引きは、あくまで相対的なものに過ぎないわけですが、パスカル一流のアイロニーにかかれば、「人間というものはすべて気が違っている」ということになるわけです。

健康とは？

中原中也の詩にもありましたが、健全とは何か？　それは淋しいものだ、という嘆き。最近、巷《ちまた》ではイヤというほど、健康という言葉を耳にします。健康が一番とか、健康でなければ始まらないとか。私は、健康にこだわっている状態というのは、逆に不健康な状態なのではないかと思います。健康などということは忘れ、そんなことを考えずにいることこそ、本当の健康なのではないでしょうか（第4講で詳しく触れますが、こだわっているということ自体が、皮肉にも、不健康を作り出してしまうという側面もあります）。

よくクライアントから、「私は何病ですか？」と質問されることがあります。インフォームド・コンセントという考えからすれば、即座に病名をお答えすればよいのでしょうけれども、それだけでは粗雑なことになってしまいます。

診断名というものは、医療関係者同士のやりとりではある程度役に立ちますけれど、しかし実際は、たとえばうつ病の人が一〇〇人いたら、内容は一〇〇通り違うわけです。原因も違う、その人の背景も違う、その人の生まれ持ったものも違う。私は病名が本人の役に立つ場合にはお伝えしますが、まずその前に、「あなたは病名を知ることで、自分がどんなふうに変わると思っていらっしゃいますか？」と、伺ってみることにしています。

もし、そのクライアントが、自分の中のその「病気」を引き受けて、それによって新たに自分ときちんと向き合って生きていく役に立てたい、と考えていらっしゃる場合には喜んでお伝えします。

しかし、単に自分に貼るレッテルを知りたいと思って質問された場合には、うっかりすると「私は病気なんだ、だから駄目なんだ。どうせ幸せになれないに違いない」というところまで行ってしまいかねない。その場合には、病気や健康ということについてクライアントが抱いている固定観念を、一緒に考え直してみる作業を優先しなければなりません。そうでない限り、病名告知が治療上、意味のあるものにはならないのです。

自分で自分に貼ったレッテル

このように、人間は、何らかのレッテルを自分で自分に貼ってしまいがちです。「私は神経質です」「私は頑固です」「私はうつ病です」……。貼ったことによって、自分で自分を規定してしまいます。言葉には、対象を固定してしまう働きがあるので、こうしてレッテルの言葉の中に、自分自身を閉じ込めてしまう。

そういう問題に治療者が向き合った時、何をするか。まずは、このレッテルをどうにかしなければなりません。そうしないことには、状態は動かないわけです。

たとえば「神経質」というレッテルが貼ってある場合、これをひっくり返してみたりします。たとえば、「感受性が豊かである」「感性が発達している」というふうに。「頑固」というレッテルに対しては、「自分の考えをしっかり持っていて流されない人だ」となる。こういう作業が、レッテルを剝《は》がすことにつながっていきます。

しかし、私はこれを〈ポジティブに変える作業〉だとは考えませんし、そういう言い方もしたくないのです。

ではなぜ、それが問題なのか。要点だけ言えば、ポジティブがあると必ずネガティブが生まれるという問題が裏に潜んでいるからなのです。ですから、このレッテル貼り替えの作業で、私はネガティブをポジティブにしようとしているわけではなくて、ネガティブとかポジティブとか、そういう区別自体をなくしたいのです。

ネガティブ／ポジティブというのは、これは「二元論」、仏教で言えば「分別《ふんべつ》」ということになります。「ポジティブに生きましょう」みたいな啓発本を買ってきて読んでみても、一週間くらいでポジティブに疲れてしまって、元に戻ってしまう人がとても多い。そういうことでは本当の解決にはなりません。この二元論の問題については、またあとで詳しくお話ししますが、まずは、この言葉のレッテルを、どうにか剝がすことが必要なのです。

そのためにはその人自身が、ある言葉に対してどれだけ敏感であるか、その言葉の持つ内実について深く考えてみたことがあるかということが問われてくる。次講で詳しく触れますけれども、「言葉の手垢《てあか》」をどれだけ落としてみたことがあるか、それがとても重要なのです。

葛藤、悩むことの意味

ここで、「葛藤《かっとう》」という概念についてお話ししておきたいと思います。

この言葉は、日常的にも使われますが、日本語では葛《カズラ》と藤《フジ》がからまっていることから来ています。葛藤というのは、意識の中に◯という気持ち、それと相容《あいい》れない△という気持ちがあって、両者が対立したまま並存している状態です。もっと正確に言えば、◯という「頭由来の考え」と、△という「心由来の感情」が並存している（心や頭についての定義は、第3講で触れます）。だから、スッキリしないで悶々《もんもん》としている。こういう状態を葛藤と言います。

よく、葛藤自体を病的なものだと考えてしまう人も多いのですが、葛藤していることは

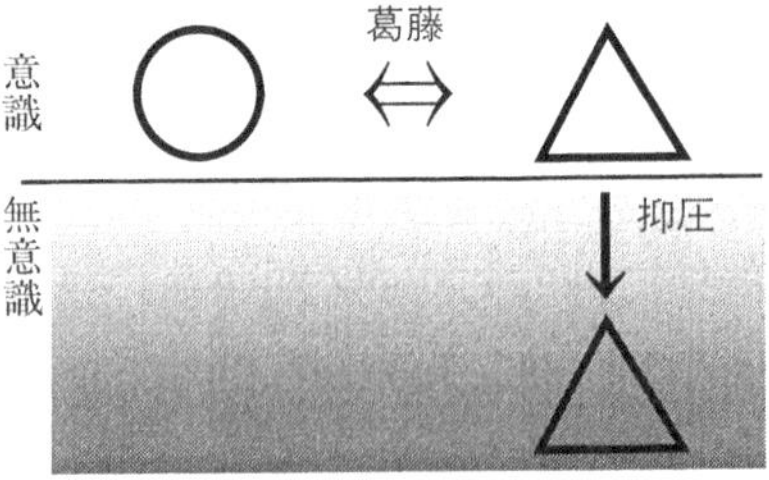

図1-2　葛藤と抑圧

むしろ、健康な状態なのです。なぜなら、図1-2でご覧の通り、○も△も地上にあって、無意識という地下に生き埋めになっていない。つまり心理学的に言えば、抑圧されていない。本人としては、悩んでいてスッキリしないし、モヤモヤするんだけれども、これ自体は病的な状態なのではない。葛藤できる健康な力があると言ってもよいのです。

しかし、とかく人間はどうにかしてスッキリしたいものだから、この一方を埋《うず》めて葛藤を解決したいと思う。するとたいていの場合、頭由来の考え○が、心由来の感情△を埋めることになるのです。△は抑圧されて、これで意識上は○だけの天下になるわけです。見かけ上、本人はスッキリして葛藤はなくなります。しかしその代わり、△が抑圧されていますから、これが我慢して黙っているうちはよいけれども、そのうちに反発して動き出します。その結果、△のエネルギーが意識の方に反乱を起こしたり、それがダメなら身体の方から出てきたりします。それもうまくいかなければ、△の母体である心はストライキに入り、エネルギー自体を出してくれなくなる。すなわち意欲が出てこなくなる。心は身体と一心同体ですから（これも第3講参照）、身体もエネルギーをあまり出してくれなくなるので、疲れやすさ、倦怠感、食欲不振、等々の状態が起こってきます。これが、「うつ状態」です。

ですから、治療としては、抑圧されているものを葛藤レベルまで持ち上げていってあげれば十分に意味のあることになります。よくクライアントの方は「治ったら、スッキリして悩みもなくなって、きっと楽になるはずだ」と考えがちですが、実際は、あるべき悩みを悩むようになる。それが、「治る」ということなのです。

このことを別の言い方で言えば、抑圧しているときには「病的な安定」。「病的な安定」から、「健康な不安定」の方にもっていく作業をすること、それが治療本来の姿です。そういう意味では、「癒し」などという考え方とはまったく違うものです。

このように治療によって、悩み、苦しみなどがはっきりと意識上に出てくることになるのですが、それで終わりにするのか、それでは辛《つら》いままで終わってしまうことになりはしないか、と思われるかもしれません。もちろん、その先のプロセスがあります。その内容について今は触れませんが、まずは悩み・苦しみ・葛藤を持ちこたえられる力、葛藤が解決するまで持っている力、あるいは待っている力、これが養成されるように導くことが、ことに精神療法においては大切なことなのです。

つまり「安心して悩める」という状態が、人間の健康な状態です。何か矛盾しているような言い方に響くかもしれませんが、悩むことは、生きることそのものを構成している欠かせぬものであって、それを無しにすることは出来ないのです。

精神療法やカウンセリングの場面でついついセラピストは、クライアントの悩み・苦しみをどうにかしてあげようと、自分の考える答えを教えたくなってしまう。しかし、それはクライアント自身の、葛藤を持ちこたえる力を育てないどころか、自分自身で答えを見つけ出す力を退化させてしまい、セラピーへの依存を作ってしまうことになります。

ちょっと「脚が痛い」と言っているからと、リハビリすれば十分歩けるようになる人に車椅子を提供するような治療やカウンセリングほど、治療者の方では、すごく治療してあげているような自己満足を感じるものです。しかし、これが大きな罠《わな》なのです。治療熱心な治療者ほどこの失敗に陥りやすいのですが、治療者自身が患者さんに「治療依存症」を作る元凶になっていることに気付かない。ドラマの「赤ひげ」よろしく、私生活をほとんど犠牲にして、それで自分はたくさんの患者さんの役に立っていると密かに満足をしている。でも患者さんはなかなか治らないものだから、患者数だけがどんどん増えて、どんどん頼りにされて、忙しくなる。その治療者はこれまた密かに、自分の腕が良いので繁盛していると錯覚する。こういう困った悪循環もよく見られます。

しかし、本当の治療はそういうものではなく、「悩んでいていいんですよ」と伝える場合すらあるわけです。必要最小限のヒントだけを提示し、本人の持っている内なる力で解決していくように援助していくことこそが、真の援助だろうと思います。

「癒し」という誘惑

世の中では「癒し」という言葉が流行っているけど、曖昧な言葉ですね。その人間を変えようとする力がないし、生ぬるいお風呂に何時間も浸かっているように、今のまま気持ちよくとどめようとするだけで、自立の意欲を殺すものが多い。美術にとって必要なものは自立なんです。人を救うということは、人を自立させることだと思う。「癒し」なんてどこにも自立がない。あくまでも社会の中の個人じゃなく、俗世から切り離された個の目覚めしかないと思う。

横尾忠則『横尾流現代美術』より　平凡社新書

横尾さんは、常に先鋭的でユニークな活動を続けていらっしゃる美術家ですが、これは彼が現代美術について論じた本の言葉です。美術についての話ですが、しかしここで語られていることは、われわれにとってもとても重要なことだと思います。

近年、急速に「癒し」という言葉が使われるようになってすっかり定着した観がありますが、私はどうもはじめからこの言葉に、生理的に馴染めませんでした。聞くたびにむず痒《がゆ》くて、何か甘ったるい不快感がある。ですから、この横尾さんの文を読んだ時に、やはり同じ感覚の人もいるのだなあと、少々スッキリしたのを覚えています。

本当に人が救われるということは、その人の中に潜在している力や眠っている知恵が目覚め、動き出してはじめて成されることです。芸術も文学も、そして医療や教育も、人々にその目覚めがひき起こされるような要素を備えたものでなければならない。そして、目覚めが起こり、人が変化するためには、自立的であることが必要な条件である、と言えるのではないでしょうか。

「癒し」という言葉は、疲れを取ったのちに元の生活や元の自分に戻っていくというニュアンスをどこかに含んでいて、たとえわずかであっても、「生き物」らしく変化・成熟を進めて変わりたいというベクトルが見えないのです。「生き物」とは、常に変化するがゆえに生きていると言えるのであり、そのダイナミズムがそこには欠けています。

つまらない話で恐縮ですが、ある時お風呂でからだを洗っていて、排水溝に向かって流れていく垢《あか》を眺めて、ふと、「この垢も、つい数分前までは『自分』だったのだなあ」と、しみじみ感慨にふけったことがありますが、このように、われわれの身体を構成している細胞ですら、昨日の細胞と今日の細胞は一部入れ替わっている。つまり、厳密にはもう同じ身体ではないわけです。ですから、私たちの意識も、日々新しく自分があるのだというイメージで自分自身を捉えることの方が、より現実にも即しているのではないだろうか。その点で「癒し」という言葉には、ごく微量ではあっても、「昨日・今日と変わらぬ明日」という非生物的なイメージの毒が含まれていると思われてならないのです。

不幸印のギフト

現代人は、悩み・苦しみに出くわすと、これはどこか具合が悪いんじゃないかと思って、すぐどこかへ持ち込んでインスタントに解決を図ろうとする傾向があります。カウンセラーに持って行ったり、病院に持って行ったりして、苦痛だけをすぐ取り除いてもらおうとしてしまいがちです。

しかし、こういう悩み・苦しみの中には、とても大事なメッセージが必ず入っています。それを、他人が、ただ表面的に解決法のみを提供してしまうと、本人がそれを受け取り損なうことになります。それどころか、同じメッセージを届けるために、何度でも同じような災難が本人に降りかかってくることになってしまうのです。いわば、宅配便の再配達のようなものです。

ここで言うメッセージとは、よくあるような「摂生しましょう」とか「食生活の改善」といった次元のものではありません。もっとその人の、根本にある価値観や生き方自体に関わるような、深いメッセージのことです。

たとえば、一般的なうつ病の治療では、通常「休養を十分にとり、無理をし過ぎず、きちんと抗うつ剤を服用することが大切。症状が軽減しても、再発のおそれがあるので、予防のために中・長期的な抗うつ剤の継続服用が必要」というアドバイスがなされることが多いわけですが、それは完治することを目指しているのとは少々違う。再発の可能性は無くはないが症状が治まっている状態を専門家は「治癒」ではなく「寛解《かんかい》（緩解）」と呼ぶのですが、たいがいこの「寛解」を目標地点にしている治療が行われているわけです。

これは何も、治せるのに治さないわけではなく、はっきり申し上げれば、それほどうつ病の再発に対して一般的な精神医療では限界があるために、それでも最善を尽くしているわけなのです。しかし、こういう一般的な治療に対して、私自身はずっと納得がいかず、悶々としていました。そんなことでは、患者さんは再発という爆弾を抱えて、ビクビクしながら消極的な人生を送るしかないではないか、と。

そのうちに嬉しいことに、担当している患者さんの中からちらほらと完治したと言えるケースが出てきたのです。その人たちに共通していたのは、うつ病の療養をきっかけに、大きく自分の人生を軌道修正された点でした。

詳しく言えば、本人の基本的な価値観のところに革命的と言えるほどの大きな変化が起こり、そして、生き方が見直され人生も変わっていったということなのです。これは、うつ病の根本を成していると考えられている「病前性格」の部分に変化が起こって、完全に「治癒」したものだと考えられるでしょう。逆に言えば、これまで防ぎ切れなかった再発の問題は、その深さまで治療がアプローチできていなかったことを示しているのではないでしょうか。

同じようなことが、うつ病のみならず、他のいろんな病態の人たちでも起こるようになってきて、私は「病気には何らかのメッセージが込められている。そしてそのメッセージを受け取ることが出来れば、その病気は消えていくはずだ」と、考えるようになりました。

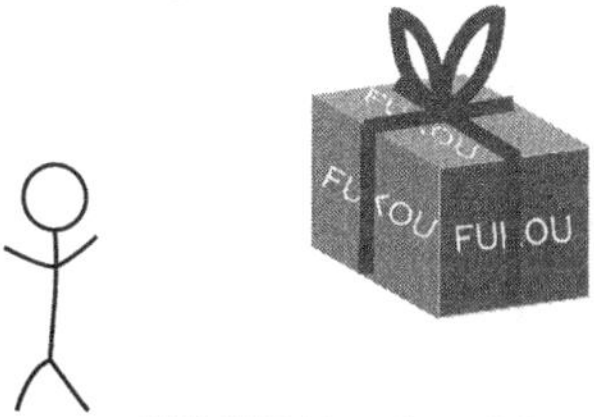

不幸印のラッピングペーパーに包まれたギフトが天から届く。

図1-3

そう考えるようになってから、

〈病気や苦しみとは、天からのギフトのようなもので、その中にとても大切なメッセージが入っている。だが、それは《不幸印《じるし》》のラッピングペーパーに包まれているので、たいていは嫌がって受け取られない（図1-3）。しかし、それは受け取らない限り何度でも再配達されてきてしまう。

思い切って受け取ってその忌々《いまいま》しい包みをほどいてみると、そこには、自分が自分らしく生きていくための大切なメッセージが見つかる〉

というような話を、よくクライアントにするようになりました。実際、あとになって、「あの病気がなかったら、この大切なことに気付かなかったと思います。もし今も昔の自分の延長線上で生きていたらと考えると、ゾッとします」とおっしゃる方も少なくありません。

病気の持つメッセージがひき起こす変化は、常識的な価値観よりも深い層で起こります。ですから、このメッセージをクライアントが受け取れるようにお手伝いするためには、治療者自身もその深さで生きていなければなりません。ここが、単なる治療技術や理論の習得ではごまかしの利かないところで、自分の限界がすなわちセラピーの限界であるということを、日々、私も痛感しています。

ドストエフスキーの苦悩

このようなギフトは、病気の形でだけ贈られてくるのではありません。人生上のあらゆる苦悩についても同じことが言えるものだと思います。そんな一例として、ロシアの文豪ドストエフスキーの苦悩について語られている次の対談を読んでみましょう。

ル・コント　――作家はつねに自分について書く、とおっしゃっていますね。どうしてドストエフスキーは、ああいうすべてのものを自分の裡《うち》に見出すことができたのですか。
シオラン　――たくさん苦しんだからですよ。彼がそう言っています。それが認識なんですね。私たちが認識を獲得するのは苦しみによってであって、読書によってではない。読書には一種の距離があります。生こそほんとうの経験です。つまり、生において私たちはあらゆる挫折を経験することもできれば、またそこからさまざまの省察も生まれます。内的経験でないものは、すべて例外なくうすっぺらですよ。私たちは何千冊という本を読むことはできる。でもそんなものは、不幸の経験、私たちを震撼させるすべてのものとは違って、ほんとうの学校ではないでしょう。ドストエフスキーの生涯は地獄でした。彼はあらゆる試練、あらゆる緊張を経験した。おそらく彼は、内的経験においてもっとも深い作家です。限界にまで行きました。

『シオラン対談集』より　金井裕訳　法政大学出版局

シオランは、ルーマニア人でありながら母国も姓も捨て、無国籍人としてパリに住み思索を重ねた人で、ちょっとニヒリズム（虚無主義）の傾向が感じられるところもありますが、苦しみを通して真の「内的経験」が得られることを、身をもって知っている人です

（「内的経験」とは、先ほど触れたような深い層で起こる基本的価値観の変化のことで、詳しくは第8講で「経験」の問題として考えることにしましょう）。

ドストエフスキーの小説には、一人の人間が書いたとは思えぬほど、あらゆる登場人物の内面が立体的に描かれています。彼の描く人物の中には、敬虔《けいけん》なクリスチャンもいれば無神論者もいるし、犯罪者もいれば臆病な小市民もいる。その多様さと奥行きは並みのものではありません。それは、父を惨殺され、本人もシベリアに流刑・投獄され銃殺直前に免れたりしたことなど、彼自身の凄絶《せいぜつ》な苦悩の経験から得られたものなのでしょう。そう思うと、それを創造的表現に転化してしまう人間の底力のすごさに、ただただ驚嘆させられます。

これはドストエフスキーという天才にのみ現れた、特別な力なのではありません。このような内面の力や創造的エネルギーは、どんな人間の中にも秘められているはずのものです。ただ、それを生かすことに目覚めるか否かが、大きな違いを生むことになるのです。

第２講
言葉の手垢を落とす

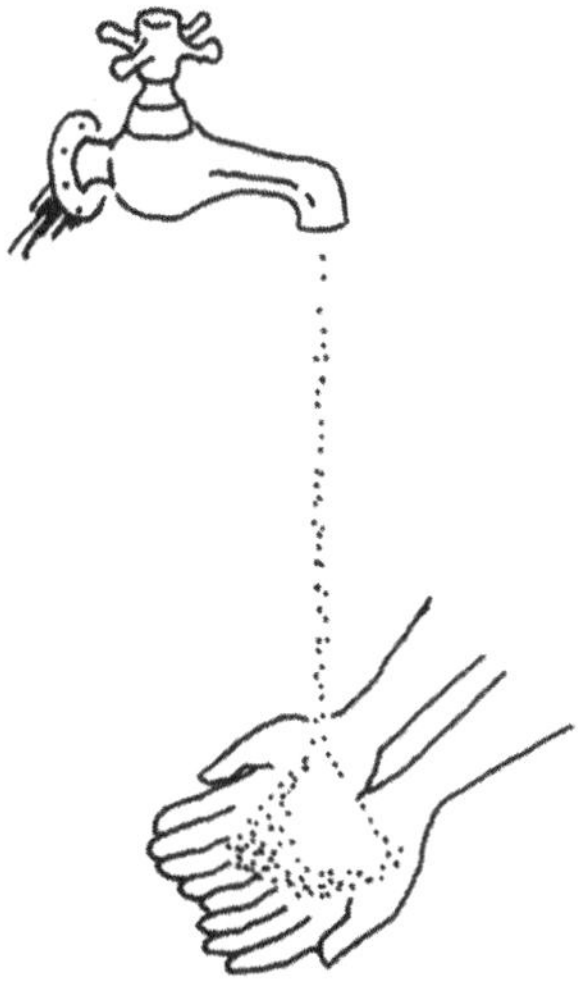

「普通」について

クライアントにはじめてお会いした時に「どう変わりたくてここにいらしたのですか?」と尋ねますと、「普通になりたいです」と答える人がかなりいらっしゃいます。その気持ちは分からなくもありませんが、私はそこに、とても寂しいものを感じます。特に日本人がそうなのかもしれませんが、「普通」になりたい人がとても多いのです。

この「普通」について、ポーランドの女流詩人シンボルスカは、こんなことを言っています。

なるほど、一つ一つの単語についてじっくりと考えたりしない日常的な話し言葉では、誰でも「普通の世界」とか、「普通の生活」、「ものごとの普通の流れ」といった言い方をします。しかし、一語一語の重みが量られる詩の言葉では、もはや平凡なもの、普通のものなど何もありません。どんな石だって、その上に浮かぶどんな雲だって。どんな昼であっても、その後に来るどんな夜であっても。そして、とりわけ、この世界の中に存在するということ、誰のものでもないその存在も。そのどれ一つを取っても、普通ではないのです。

ヴィスワヴァ・シンボルスカ『終わりと始まり』「ノーベル文学賞記念講演」より　沼野充義訳　未知谷

ここでも言われているように、「詩人」の目で見たときには、本来「普通」のものなど何もないわけです。

「普通」という言葉には、平凡で皆と同じが良いことなんだとか、「普通」に生きることが幸せに違いない、という偏《かたよ》った価値観がベッタリとくっついています。つまり、「普通」になれば「普通」に幸せになれると思い込んでいるわけです。しかし、幸せというものには、「普通」はない。なぜなら、「普通」ではないのが、幸せの本質だからです。

ある親御さんが、「私は、息子に普通の子になって欲しかった。ある時、息子は『普通って何！』と言った。私は、何でもいいから普通に、みんなと足並みを揃えて欲しいって思って育ててきた。普通じゃないと他人に説明できないから、ただ分かりやすい人になって欲しいという気持ちだった」と、話されたことがありましたが、きっと親御さん自身にも「私は普通になれなかったために、色々とうまくいかなかったのだ」という後悔があって、「子どもにだけはそんな思いをさせたくない」となったのでしょう。

しかし、どんな人も、決して最初から「普通」を求めていたはずはありません。

この親御さんの場合は、ご自身が幼い頃から周囲の視線や言葉によって傷ついてきた歴史があって、「普通」でないことはこんなにもまずいことなのかと考えるようになった。それで、どこか窮屈さを感じながらも、「普通」におびえ、「普通」に憧《あこが》れ、「普通」を演じるようになった。そして、わが子もそうやって生きるべきだと考えるようになったのです。

こうやって人は、「普通」を信奉する価値観を、代々継承していこうとします。その価値観を押し付けられた子どもは、自然な力を強く持っていればいるほど、違和感を覚えたり、反発したり、心身に変調を来たしたりすることになる。しかし、それは決して異常なことなのではなく、不自然な価値観への、当然の拒否反応なのです。

言葉の手垢

これがポエジーの役目である。ポエジーはことばのすべての力の中で、物の覆いを取る。ポエジーは僕たちを取りまいている。そして感覚がただ機械的に記録していた驚嘆すべきものを、麻痺をゆりさます光線の下で、裸にして見せる。

(中略)

……肝心なことは、彼の心や、彼の眼がいつも表面を滑っているものを、初めて見たり、初めて感動するかのように思われる角度や速度で見せることである。

これがまさしく人間に許された唯一の創造である。

そのわけは無数の視線が、銅像を錆《さ》びさせることが本当であるとしたら、永遠の傑作である常套語は、それを見えなくし、美しさを蔽《おお》いかくす厚い錆で、蔽われているからである。

一つの常套語を正しい位置においてみたまえ。それを洗濯してみたまえ。磨いてみたまえ。輝かせてみたまえ。ことばが初めに持っていたときの若さ、そのときのままの水々しさと、迸《ほとばし》りとで、人の心を打つように。そうすれば諸君は、詩人の仕事をしたことになる。


窪田般彌・新倉俊一編『世界の詩論』ジャン・コクトー「職業の秘密（抄）」より　佐藤朔訳　青土社

フランスの詩人ジャン・コクトーの言葉ですが、言葉を洗濯して磨いてみたまえ、とコクトーらしいユニークな表現で大切なことを言っています。

たとえば、一〇円玉は新しい時にはピカピカに輝いている。それが多くの人の手に渡って使われているうちに、次第に手垢にまみれ、錆びてくる。言葉も同様で、人々に使われ流通していくうちに、いつの間にか手垢や錆をまとっていくものなのです。コクトーは、言葉の手垢や錆を落としていって、そこではじめていろんなものが見えてくるものだと言っているわけです。

言葉の手垢というのは、言葉にくっついているある世俗的な価値観のことです。たとえば先ほどの「普通」という言葉の場合でしたら、「普通はいいことだ」「普通は幸せなことだ」という価値観が背後にある。そして、そう思っている人の中では「普通」は「多数派」と密接に結びついているに違いない。

つまり、「普通」という言葉は、さらに「標準的な」「社会適応している」といった価値観をも含んでいるわけです。ある言葉が人を縛り付けたり固定したりするとき、言葉の何がその人を縛るのかというと、このように、その言葉にまとわりついている価値観や世界観のようなものが縛っているわけです。

ですから、「『普通』って何を指しているのですか？」とか「普通の人って私は見たことがないんですが……」などとこちらが聞き返してみると、その人ははじめて、そこにまとわりついている価値観について考え直さなければならなくなります。つまり、言葉の手垢を見つめなければならなくなるのです。

一度ある言葉を獲得してしまうと、その言葉についてじっくりと考えたり、そこにどんな手垢がくっついているのか、人々はこの言葉をどんな風に使っているのか、それは真実からどれだけ離れているだろうか、そういうことを吟味せずにただただ使っていってしまいます。お金と同じです。ですから、言葉と一緒にある価値観、すなわち言葉の手垢が自分に入ってきてしまっていることなど気付かないでしょう。しかし、それが後々、物事を見たり考えたり判断したりする上で大きな影響を及ぼすようになるのです。それを思うと、言葉を不用意に扱うのは、実はとても恐ろしいことでもあると言えるでしょう。

ですから、物事の真の姿を見るためには、「言葉という道具」一つ一つについて、付着している手垢を一度洗い直してみることが、欠かせない作業になってくるわけです。

言葉の二つの側面

さて、言葉には公的《パブリック》な側面と、私的《プライベート》な側面とがあります。

日本のようにだいたい単一民族・単一言語で来た国では、問題意識を持つ機会は少なかったかもしれませんが、たとえ同じ日本語を使っていたとしても、一つ一つの言葉に込められているものは、個人個人によってずいぶんと違いがあるものなのです。

旧約聖書の創世記第一一章に、「バベルの塔」として有名な話があります。

　さて全地は同じ言語を持ち、同じ言葉を話していた。（中略）彼らは言った、「さあ、われわれは一つの町を建て、その頂きが天に達する一つの塔を造り、それによってわれわれの名を有名にしよう。全地の面《おもて》に散らされるといけないから」。ヤハウェは天から降りて来られ、人の子らが建てていた町と塔とを御覧になった。ヤハウェが言われるのに、「御覧、彼らはみな同じ言語をもった一つの民である。そしてその始めた最初の仕事がこの有様だ。今に彼らの企てる何事も不可能なことはなくなるであろう。よし、われわれは降りていって、あそこで彼らの言葉を混乱させ、彼らの言葉がたがいに通じないようにしよう」。……

『旧約聖書　創世記』より　関根正雄訳　岩波文庫

この話は、人類が世界各地に散り、様々な言語を持つようになった由来として解釈されているものですが、私は、同じ言語を使っている人間同士においても、この「神（ヤハウエ）の呪《のろ》い」がかかっているのではないかと思うのです。同じ日本語を使っていても、言葉が通じない、届かないということはみなさんもよく経験することでしょう。

言葉は、単にコミュニケーションに用いられるだけでなく、物事を考えたり自分の内面を把握したりする時にも使われています。これを「内的言語」といいますが、これは自分だけが内的に使うものですから、そもそも公共性を持つ必要がない。すると、いつの間にかその人の中で一人歩きして、独特の意味合いや偏《かたよ》りを持つようになっていくこともあります。特に、ひきこもったりして生身の人間とのコミュニケーションから遠ざかっている状態が続くと、その傾向は促進されます。この内的言語が、言葉のプライベートな側面を形成するのです。

自他の区別

それでも、従来、人はこの言葉の二つの側面をそれなりに使い分けることが出来ていました。しかし、近年はそれが出来ない人たちが増えてきている印象があります。プライベートな言葉を、そのままパブリックな場に持ち込んできたり、逆に、パブリックな場で投げかけられた言葉を自分のプライベートなフィルターを通して受け取り、「傷付いた」とか「ひどいことを言われた」と反応したりする人たちが実に多いのです。

こういう事態は、「自他の区別」が出来ていない場合に起こると考えられます。

自分と他者が違う内界を持ち、違う価値観で、言葉一つにも自分とは違う意味合いを載せているかもしれない、ということが想像できない。つまりは、自分と他者が違う存在であるという当たり前のことが理解できていないということなのです（ここで言う他者とは、当然のことながら、自分以外の人間すべてを指します）。ベストセラーとなった養老孟司氏の『バカの壁』も、まさにこのようなディスコミュニケーションが蔓延《まんえん》している現状に問題意識を向けたものでした。

「自他の区別」ということについては、元来、日本人は苦手であったと言えるかもしれません。「個の確立」の問題や、「他者を別の主体としてその独立性・特異性を認める」という点においては、ムラ社会的な共同体意識や大家族制の頃とあまり変わっていないのではないでしょうか。みんなと同じでなければならないと思い悩んだり、他人が自分と同じはずだと思い込んでいたりすることは珍しくありませんし、集団では構成員が同質であることが強要され、異質である場合にはいじめが加えられたり、排除されたりする。これらの傾向は、私たちの身のまわりにいくらでも見つかります。

さて、自分と他者が違う存在であるという認識は、まずは親子関係のところから始まるべきものですが、依然として、親は子を「自分の分身」であるかのように捉えていることが多いようです。いくら血がつながっているとはいえ、受精したところから、もはや別の生命として子どもは存在するものです。

よく、講義などで女子学生から「よい子育てのポイントは何ですか？」と質問されることがあります。私は別にクリスチャンではありませんが、「マリア様がイエスを育てたようなつもりで育てること」と答えます。聖母マリアは、イエスを神の授かりものとして身ごもり、育てたのであって、決して自分の子どもとは思わなかっただろうと想像するからです。

子育てにおいて、このようにわが子を他者として認識することは、何よりも大切な基本です。これが分かっていれば、「子どもに良かれと思って」という一方的な押し付けは行われないでしょうし、「一体この子はどんな人間だろうか？」という自然な関心が湧いて、丁寧に観察をすることでしょう。親子の会話でも、自分はこう感じるがこの子はどうだろうかと、丁寧な擦《す》り合わせが行われていくはずです。そして子育て全体が、親の欲望によってではなく、その子どもにとっての幸せのために方向付けられていくのではないでしょうか。

また、細胞分裂直前の細胞のように、境界なしに自他がつながっているような人間関係は、「自他の区別」の出来ていない人が強く憧れるものです。しかし、そのような関係は、共に依存しあっている関係であり、永続的なものではありません。自分のすべてを分かってくれて、自分のすべてを受け入れてくれるような人間関係というものは、厳密に言えば現実には存在しません。

そのような「無いものねだり」を他者に求めることになってしまっている根本原因は、「自分が自分を愛していないこと」にあります。つまり、自分の内界が寒く寂しいものになっているために、他者にその代わりの温かさを求めざるを得なくなっているのです。

「人称」の問題

さて、このように日本人の「個の確立」や「自他の区別」が未熟であることについて、普段はあまり気付かない人でも、海外生活などで日本をひとたび離れてみた時に、強烈にこの問題を実感させられたりするものです。普段はとても不調を訴えているけれども、欧米に旅行すると突然水を得た魚のように元気になる人もあります。しかし、帰国するとたいていまた元に戻ってしまう。一体、日本と海外とで、何がそれほどまでに違うのでしょうか。

一九五〇年代にフランスに渡り、正にこのようなことに強く問題意識を感じ、東大助教授の地位を捨ててパリに定住し思索を重ねた森有正《ありまさ》という人がいますが、彼は、フランス人に日本語を教えるという経験を通して、日本人と欧米人の在《あ》り方の違いについて、文法的な着想で独自の視点を立てました。それが「人称」の問題です。

人と人がコミュニケーションする時に、西洋の個人主義の場合はどうなっているかというと、一人称の自分が、三人称の人に話をしている。一方、相手側に回ってこの関係を見てみれば、相手側も相手自身の一人称をしっかり持っていて、その対象である私は相手から見れば三人称になっています。こういう在り方が西洋の対人関係だと考えたわけです。通常の文法では、相手を二人称と言うはずなのに、なぜ三人称と言うのか。それは、相手がこちらとの関係によって変化しないという意味合いを込めているためです。

さて一方、日本人の対人関係はどうなっているかというと、0人称の人が、二人称の人に話しかけている。わかりやすい例で言うと、日本人は、自分の意見を人に言う時に、相手が自分より目上であるのかなど、自分と相手との関係性によって、まず語尾が変わる。それだけで済めばまだいいのですが、たいていは内容まで変わってしまう。上司に対しては「はい、そうですね」なんて言っていたのが、飲み屋に行ったら「聞いてられるかよ」

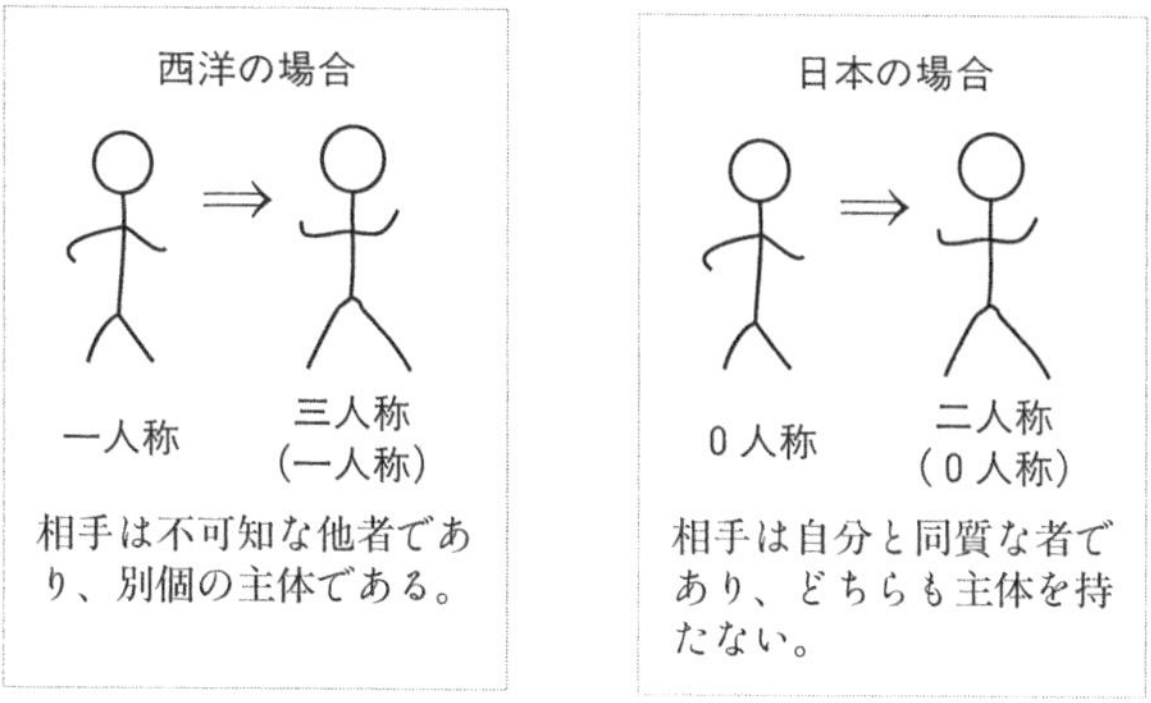
西洋の場合
一人称
三人称
（一人称）
相手は不可知な他者であり、別個の主体である。
日本の場合
0人称
二人称
（0人称）
相手は自分と同質な者であり、どちらも主体を持たない。

図2－1　人称の違い

なんて逆のことを言う。ところが森有正は、西洋人にはそんな現象がほとんど見られないことに気がついたわけです。自分がこうだと思ったことは、相手が誰であれ同じように自分の意見を言うのが当たり前のことになっているのです。

　フランス語、ドイツ語などでは、文法的に二人称が二種類あります。親しい相手に使う親称の二人称と、ちょっとよそよそしい関係や改まった時に使う敬称の二人称です。ですから、日本人だけでなく相手との関係性による変化は西洋にもないわけではない。しかし、だからといって日本人のように言う内容まで変わったりはしないわけです。0人称という言い方は実に皮肉な言い方ですが、つまり、「自分がない」ということです。一方、一人称というのは、「自分がある」ということです（図2-1）。

　森有正は、この日本人特有の「二人称関係」こそ日本人特有の未熟さの根本原因ではないかと考えました。「二人称の関係は『楽』だから、そこに日本人は逃げ込んでしまう」とも言っているのですが、たしかに二人称関係にはぬるま湯的安楽さと、一度浸ってしまったらなかなか抜け出せない中毒性があります。その安楽さとは、自分を主体として立てない安楽さで、それは同時に相手にも主体（二人称）を放棄することを求める性質がある。

そして、コミュニケーションは、「私もあなたも同じだよね」といった、同質性の確認に重点が置かれることになります。

これでは、異なった個と個が出会い、そこで新しい何かが生まれるというような意味のあるコミュニケーションは生まれてきません。

「現実」とは？

ある方が、「四〇歳の誕生日が来て、年齢とともにいろいろなものが失われていく感じがして、とても焦りを感じるんです」と言われました。そして、「四〇歳を過ぎてまで生きるとは思っていなかったから、これから先のイメージが持てない」ともおっしゃった。そこで私は、「それじゃあ、これから先はオマケみたいなものですね。オマケの人生だとすれば、保守的に考えずに、どうせオマケなんだから自由に生きてみようと考えたらいいかがですか?」という話をした。そうしたらその方は、「自分でもそういうふうに考えようとしたんだけれど、自分の頭が、そんな考えは現実逃避じゃないかと言ってくる。四〇歳という現実を見ない現実逃避じゃないかと」とおっしゃった。そこで私は、「その『現実』って、何でしょうね?」と問いを返したことがあります。

私たちはこのようによく、「現実逃避」という言葉を使ったり、「でも現実は……」といった言い方をしたりします。

しかし、私にはその言葉がどうにも引っかかってならない。「現実」という言葉がこういう使われ方をするときには、必ず大切な何かが台無しにされる感じがある。「そんな夢みたいなこと言ってないで、現実を見ろよ!」というようなことを言われると、水をかけられ、シュンとした感じになる。これも、「言葉の手垢」が「現実」という言葉のまわりにベッタリとくっついているからなのです。

変な話かもしれませんが、私の大好きだった祖父が亡くなりそのお骨を拾った時、何かホッとしたような不思議な感じを覚えたことがあります。これは自分でまったく予想しなかった気持ちでした。焼かれて出てきたお骨を見て、「どんな人間も、この宇宙の壮大な時間の中では、ごくごく小さな点にもならないせいぜい一〇〇年足らずの命なのだ」と思ったのです。その壮大な宇宙の時間の中にある時出現し、そしてある時消えていく人間。

その中でどう生きたにせよ、最後はこのようにわずかなカルシウムと燐《りん》の固まりになって、そして土に還《かえ》っていくのだ、ということを思ったのです。

そんなふうに考えたときに、なぜそこまでみな「現実」が大事だと言うのだろう、という疑問が湧いてきたのです。よくよく考えてみれば、お金にしても「これは一〇〇〇円ということにしましょう。これは一万円ということにしましょう」という、誰かが人為的に決めたルールによって成り立っているに過ぎないのが「現実」であって、それはたとえば、ままごとの子供銀行のお金と何ら変わらない。社会的役割にしてみたところで、飲み屋へ行って「俺は○○会社の部長だ」とか息巻いている人も、ただの一人の酔っ払いの男であることに変わりはない。会社の中では部長さんとして「偉い」のでしょうけれども、その「偉い」ということも、ある限られた社会の中でのみ通用するファンタジーに基づいているわけです。

つまり、「現実」と呼ばれているものも、一皮むけば、どれも「ごっこ」の世界なのです。せいぜい子供銀行ごっこと、日本銀行ごっこの違いでしかない。そう考えてくると、現実／非現実という線引きにどこまで揺るぎない根拠があるのか、その線引きにはどの程度意味があるのだろうかと疑問に思えてきます。

私たちが絵を観たり、お芝居に行ったり、音楽を聴いたり、お化粧して出かけておいしいものを食べたりして、「ああ気持ち良い」と感じる時に私たちに働きかけたのは、果たして「現実」なのでしょうか。クリスマスという行事にしても、サンタクロースというファンタジーを取り去ってしまったら、行事自体が成り立たない。「サンタはいない」と言っている「現実」的な人が、クリスマスという行事だけは楽しんでいたりもしますが。

つまり、われわれが「現実」と呼んでいるものも、実のところ、数あるファンタジーの中のひとつに過ぎないのです。より多くの人が信奉しているファンタジーが「現実」として特別扱いをされているに過ぎないわけです。私たちは、どこかでこのことに目覚めていなければなりません。

「心的現実性」について

……空想と現実とを同列において、われわれが明らかにすべき幼児期の体験が空想なのか現実なのかは、さしづめ気にかけないことにしておこうと提案しても、患者がそれを理解するには長い時間がかかります。しかし、このようにすることこそ、明らかにこれらの心的産物に対する唯一の正しい態度なのです。これらの心的産物もまた一種の現実性をもっています。患者がこのような空想をつくりだしたということは、あくまで一つの事実であり、この事実は、患者の神経症にとっては、患者がこの空想内容を実際に体験した場合にも劣らない重要な意味をもっているのです。これらの空想は物的現実性とは反対に心的現実性をもっているのです。そして、神経症の世界では心的現実性が決定的なものであるということをわれわれは次第に了解するようになるでしょう。

S・フロイト『精神分析入門』第三部「神経症総論」より　懸田克躬・高橋義孝訳　人文書院

フロイトは、無意識という概念を提唱し精神分析学を創始しましたが、ここで述べられているように、「心的現実性」ということの重要性を指摘したことも、彼の大きな功績の一つではないかと思います。普段われわれが「現実」と呼んでいるものについては、彼は「物的現実性」と呼んで区別しています。心の中の問題を扱う上では、「心的現実性」が「物的現実性」に負けず劣らず、いや、むしろ「心的現実性」の方が大切なんだということを言っているのです。

このことを理論的に述べたのはフロイトがはじめてでしょうが、実はもっと昔に、シェークスピアが同じようなことを作品の中で語っているのです。

プロスペロー　……。もう余興は終わった。いま演じた役者たちは、さきほども言ったように、みんな妖精であって、大気のなかに、淡い大気のなかに、溶けていった。だが、大地に礎《いしずえ》をもたぬいまの幻の世界と同様に、雲に接する摩天楼も、豪奢を誇る宮殿も、荘厳きわまりない大寺院も、巨大な地球そのものも、そう、この地上に在るいっさいのものは、結局は溶け去って、いま消え失せた幻影と同様に、あとには一片の浮き雲も残しはしない。われわれ人間は夢と同じもので織りなされている、はかない一生の仕上げをするのは眠りなのだ。……

ウィリアム・シェイクスピア『テンペスト』第四幕第一場より　小田島雄志訳　白水uブックス

この『テンペスト』は、プロスペローという人物が、かつて自分を国王の座から引きずりおろし国外に追放した張本人である弟やその一味に対して、さまざまな妖精たちを駆使して復讐していくお話です。妖精を使って、いろんな幻を作り出して彼らをやっつける。このセリフは、仕返しを終えたプロスペローが語るものです。

夢やファンタジー、そういう実体のない幻影のようなもので人間はできているのですよと、シェークスピアはプロスペローのセリフに託して言っているわけです。この言葉によってわれわれ観衆は、「自分たちが、日々あくせく追い立てられ囚《とら》われている『現実』とは、本当に揺るぎないものなのだろうか？」という問いに目覚めさせられるのです。

それぞれのファンタジー

さて、この「心的現実性」について理解が十分でないために、カウンセリングでよく見うけられる間違いがあります。

たとえば「小さい頃、私は親にひどい扱いを受けたんです」といった話がなされた場合に、カウンセラーが「心的現実性」の重要性を理解していればこの本人の話を聞いただけで十分なはずですが、これがよく理解されていない場合には、この話が本当かどうか親に確認してみる必要があると考えて、親を呼んで「こういうことをお子さんは言っていますが、本当のことですか？」とわざわざ聞いてしまう。警察で調書を作るのであればそれも必要かもしれないですが、心の問題を扱うときに、「それは本人の思い違いじゃないのか」とか「錯覚じゃないか」と考えるとしたら、それは根本的に間違った姿勢です。

つまり、たとえその話が作り話だったとしても、そういう嘘をつかざるを得ない、嘘をつきたくなるような何かがこの人の中に確かにあるということが分かればよいのです。心の問題は、本人がどう感じたかによって決まるのであって、客観的にどうであったかとは関係があるようで無いものなのです。それこそよく親御さんが「十分に愛情をかけて育ててきたつもりなんですが……」とおっしゃることがありますが、親の「つもり」と子どもがどう感じたかとは、そういうわけで関係がないのです。親子といえども別の人間ですから、それぞれが別の「心的現実」を生きているのです。

このように人は、それぞれ異なった「心的現実」、つまり異なったファンタジーを生きているわけで、たとえば「サンタクロースがいるかどうか」といったことについても、ある人は「いる」というファンタジーの中を生きていくだろうし、ある人は「サンタなんていない」という「現実」的なファンタジーを生きるでしょう。もしその人がサンタの代わりにお金を信じるとしても、それもまた一つのファンタジーなのです。

同じく、時間の感じ方にしても、物理的時間で数えた年齢で老いを感じる人もいれば、作家ヘッセのように「人は成熟するにつれて若くなる」という時間を生きる人もいる。

神がいるのかいないのか、聖書に書いてあることは本当だったのか、仏陀《ブッダ》って本当にいたのか、そういった問題についても、信仰心に基づく「心的現実」にとっては、歴史的事実であったかどうかはあまり関係がないわけです。むしろ、聖書や仏典などは昔から受け継がれてきたのだから、きっと何か大切なことが書かれているんだろうと思って読んでみると、これまで見えなかったことに気付かされたり、眠っていた感覚が動きはじめたりする。「物的現実」でないとしても、そういう別の意味が、そこにはあるのではないでしょうか。

> ……過去の文明は〈他者性〉のイメージや認識をとりこんで、自らの世界のヴィジョンを構成した。
> 現代社会はそうしたイメージや認識を、理性、科学、道徳、そして健康の名のもとに断罪してしま

う。……

オクタビオ・パス『弓と竪琴』「回転する記号」より　牛島信明訳　ちくま学芸文庫

これはメキシコの詩人オクタビオ・パスという人の詩論の中の言葉ですが、彼は、現代社会がイメージ、つまり「心的現実性」を大切に扱わなくなったのは、理性、科学、道徳、健康というものが幅を利かせているからだ、と言っているのです。ここに現代社会に潜む重要な問題が指摘されているのではないかと思います。

続く第3講・第4講ではそのあたりについても、さらに詳しく考えてみることにしましょう。

第３講
失楽園
～人間の苦しみの起源～

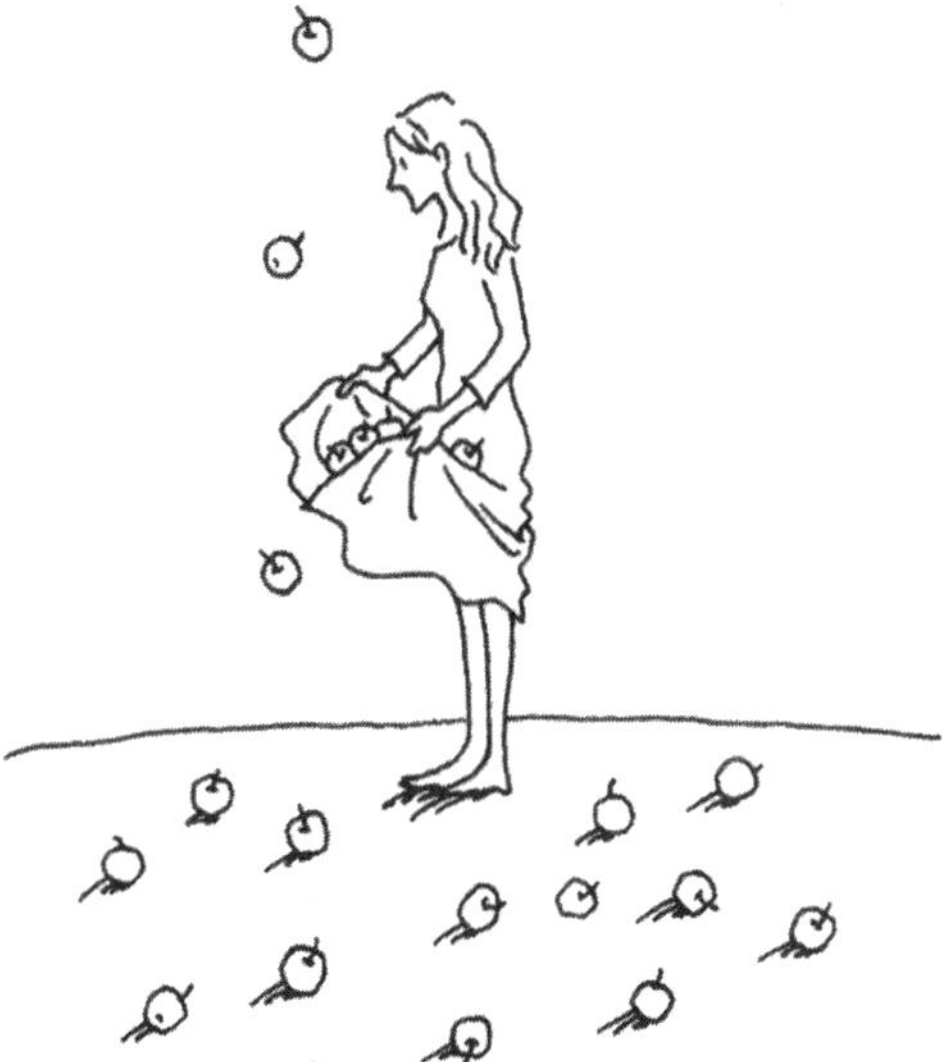

人間の仕組み

さて、これから人間というものについて本格的に考えていくために、人間がどんな仕組みになっているのかを、図3-1のようにイメージしてみていただきたいと思います。

ここで、「頭」とは理性の場のことです。一方「心」は感情や欲求の場で、「身体」と一心同体につながっていて感覚の場でもあります。

この図で特に重要なのは、頭と心の間にフタのようなものが付いていることです。これは頭によって開閉されます。ですから、このフタが閉まっている時には、「頭」vs.「心」＝「身体」という内部対立というか、自己矛盾が起こります。しかし、一心同体である「心」と「身体」は、決して食い違いを生じません。

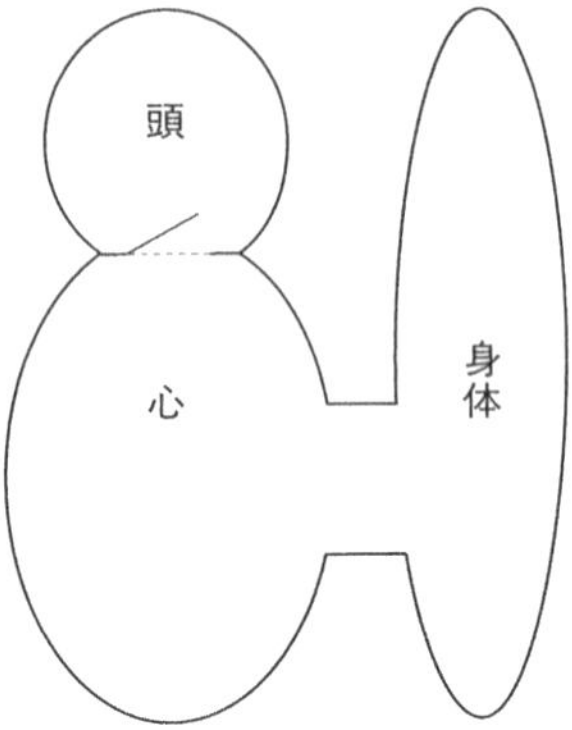

頭…理性の場
心…感情、欲求、感覚(直観)の場

図3-1

さて、この「頭」と「心」については、かなり混同されやすい部分なので、詳しく説明していきましょう。

a・頭

「頭」は理性の場所と言いましたが、理性とは、ちょうどコンピューターのような働きをするもので、1／0という二進法を基礎に動いています。つまり前にも少し触れた「二元論」が基本となっているところです。ここでは、計算や情報の蓄積、それをもとにした情報処理つまり推測・分析・計画・反省などを行います。使う言葉としては、「頭」は「～すべき」「～してはいけない」といった言い方をする。英語で表すと、must や should の系列ということになります。論理的であること、因果関係を考える働きがありますので、かならず理由がくっついているという特徴もあります。

また、時間・空間の認識では、過去を分析し、未来やここ以外の場所をシミュレートするのが得意です。過去の「後悔」、未来への「不安」などはここで生み出されます。逆に「今・ここ」については苦手で、正しく捉えることができません。

また重要な特性として、「頭」は、とにかく何でもコントロールしたがるという傾向を持っています。自分の「心」や「身体」に対して、またはふりかかる運命に対して、自然に対して、といった具合にその対象は際限ありません。間違ってはならないのは、いわゆる「欲望」というものは、「欲求」とは違って、「心」からではなく、この「頭」のコントロール志向から生じてくるものだということです。

b・心

一方、「心」は「〜したい」「〜したくない」「好き」「嫌い」等々の言葉を使います。英語で言えば、want to や like の系列です。理由や意味・意義などは一々くっついてきません。いきなり判断だけを言ってくるのです。

時間・空間の認識では、「頭」と違って「今・ここ」に対して焦点を当て、シャープに反応します。ですから非常に即興的で、「前はこうだったから、今度もそうだろう」といったような過去の情報に基づいた反応はしません。それをするのは記憶やシミュレートをつかさどる「頭」の方です。

また、オリジナルな感情、つまり喜怒哀楽は「心」から生まれますが、期待をかけて叶《かな》わなかった時に起こってくるような感情は「頭」から生まれます。なぜならば、期待というものは、未来をシミュレートし、こうあって欲しいとコントロール志向を向ける「頭」由来のものだからです。この二種類の質の違う感情を区別するために、「頭」由来のものを浅い感情、「心」由来のものを深い感情と呼ぶことにします。

c・身体

「身体」は「心」と直結していますので、密接に連動しています。欲求や感覚などは、この両者によって生み出されるものです。また、「身体」と「心」は一心同体ですから、「心」に元気がなければ、「身体」も元気がないということになります。

さて、このように人間を理解してみますと、他の動物と人間とが決定的に異なっているのが「頭」という部分であることがお分かりいただけると思います。この「頭」が、人間にまつわる様々な現象の鍵を握っているわけです。

「頭」は、二元論が基礎になっている理性の場所ですが、これを仏教の言葉で言うと、分《ふん》別《べつ》ということになります。分別《ぶんべつ》ゴミと同じで、これは燃えるゴミ、これは燃えないゴミというように、二通りに分けることです。善／悪、正／誤、等々、この分別の働きが、人間の文明を作ってきてくれたのですが、しかし、この働きが同時に人間の不幸を生み出す源にもなっているのだということを、キリスト教・イスラム教・ユダヤ教共通の聖典である『旧約聖書』や、また仏典でも、口をそろえて言っているのです。

失楽園

ヤハウェ神は東の方のエデンに一つの園を設け、彼の造った人をそこにおかれた。ヤハウェ神は見て美《うる》わしく、食べるによいすべての樹、さらに園の中央には生命の樹と善悪の智慧《ちえ》の樹を地から生えさせた。（中略）ヤハウェ神は人に命じて言われた、「君は園のどの樹からでも好きなように食べてよろしい。しかし善悪の智慧の樹からは食べてはならない。その樹から食べるときは、君は死なねばならないのだ」。

『旧約聖書 創世記』より 関根正雄訳 岩波文庫

神は、はじめにアダムを作り、その肋骨《ろっこつ》を取り出しそこからイヴを作りました。二人には、右のような注意が与えられていたのでした。しかし、あるときヘビがやって来て、イヴに「あなた方は決して死ぬことはないでしょう。それを取って食べると、あなたがたの目が開け、神のように善悪を知る者となることを、神は知っておられるのです」とそそのかしたのです。それにのせられて、イヴはアダムを誘って一緒にこの禁断の木の実を食べてしまいます。すると途端に、自分たちが男／女という性の違いがあることに気付き、恥ずかしくなってイチジクの葉で陰部を覆うことにしました。これが羞恥心の始まりというわけです。ところが、それを見た神は、善悪の智慧の実を二人が食べたことに気付き、二人を問い詰めました。すると、アダムは「イヴにそそのかされたから」と言い、イヴは「ヘビにそそのかされた」と言い、責任転嫁ということがここに始まったわけです。神はこれを怒り、二人を楽園から追放した。これが旧約聖書・創世記の中の、失楽園のお話です。

さて、私は以前からこの話について、ある疑問を感じていました。それは、一般的に考えて、人間が善悪の判断ができるようになることはむしろ望ましいことなのではないか、それなのに、なぜ神はこれほどまでに厳しく禁じたのか、という疑問です。さまざまな聖書解釈の書を私なりに繙《ひもと》いてみたりもしましたが、腑《ふ》に落ちるものにはなかなか出会えませんでした。

しかし、あるとき私の中でこの疑問が氷解したのです。その重要な鍵は、「善悪の智慧の実」を食べた直後に、二人がイチジクの葉で陰部を覆ったところにありました。なぜその実を食べるまでは裸でいても平気だった二人が、食べた途端に性差に気付き羞恥心を感じたのか。そう、この実は「善悪の智慧の実」です。つまり、物事を善／悪に判断する二元論の実であったのです。ですから、二人とも同じ人間であったのに、男／女という区別が生まれた。そのために性差の象徴である陰部を覆わざるをえなくなったのです。

それでは、神はなぜ、二元論の獲得を人間に厳しく禁じたのでしょうか。

二元論を獲得したあと、アダムとイヴはさっそく責任転嫁という悪知恵を使って言い逃れをしようとしましたが、これが逆に神の怒りを買ってしまいました。このように二元論的思考というものは、人間の小賢《こざか》しさ、邪悪さを生み出す働きがあるわけです。神はきっと、二元論というものが諸刃《もろは》の剣《つるぎ》であることをよく知っていたので、人間にそのややこしさを与えまいとして禁じたのではないか。そう私には思われてなりません。

キリスト教において、人間はあらかじめ「原罪」を負っているという考え方がありますが、その「原罪」とは、神の禁を破って「善悪の智慧の実」を食べてしまったことを指します。よくある解釈では「神の禁を破ったこと」に重点を置いたものが多いようですが、私はこの「二元論の獲得」にこそ、人間の「原罪」を見るべきではないかと考えるのです。

分別計較

今度は仏教において、二元論、すなわち分別《ふんべつ》がどう捉えられているのか見てみましょう。

但有心分別計較、自心現量者、悉皆是夢。若識心寂滅無一動念処、是名正覚。

（ただし有心《うしん》にして分別計較《ふんべつけきょう》し、自心現量《じしんげんりょう》するは悉《ことごと》く皆これ夢。もし識心寂滅《しきしんじゃくめつ》して一の動念無きところ、これを正覚《しょうがく》と名づく。）

鈴木大拙『禅の思想』第一編　禅思想3「安心法門」より　春秋社

これは、禅宗の祖の一人で「だるまさん」として有名な達磨禅師の言葉です。

この言葉を分かりやすく言い換えると、「理性を持って分別したり計らったり比較したりして物事を自分の頭で受け取るのは、どれも夢まぼろしのようなものである。頭の関与をさせず、そういう計らいを一切去って物事を受け取ることが出来たとき、それを本当の認識というのだ」といった意味になると思います。

ここでも、真の認識を歪めるもとだとして、厳しく「分別計較《ふんべつけきょう》」ということが戒められています。分別計較とは、分別心によって計らったり比較したりする働き、つまり「頭」の二元論的理性の働きを指した言葉ですが、やはりそれが人間の過ちの根源であると言っているわけです。

仏教では、人間の苦悩や不幸の根源は煩悩《ぼんのう》であるとされていますが、この煩悩とは、執着によるものであり、その執着は二元論的理性の働きが生み出しているものです。「こうならないように」だとか「ああならなければ気が済まない」とか、執着というものはどれも「頭」由来のコントロール志向そのものです。こういったことを、仏教の祖師たちは、きちんと見抜いていたのです。

邪悪さを生む理性

わたしが見ているのは、人間というやつがどんなにもがいて苦しんでいるかということだけだ。
人間というこの世の小さい神さまはいつもおんなじ型にできていて、
今でも、あんたに創《つく》り出されたときとかわらぬ変妙な代物《しろもの》だ。
せめてあんたがあいつらに天の光のはしくれをおやりになっていなかったら、
あいつらもちっとは具合よく暮らしていけたでしょうがね。
人間は理性という名をつけてそれを使うが、それはただ、どのけものよりもっとけものらしいけものになろうためなんだ。

ゲーテ『ファウスト』より　手塚富雄訳　中央公論社

これは、『ファウスト』の〈天上の序曲〉のところで、悪魔メフィストフェレスが、主なる神に向かって苦情を述べ立てているくだりです。

「せめてあんたがあいつらに天の光のはしくれをおやりになっていなかったら」とメフィ

ストフェレスが神に文句を言っていますが、これは、あの「失楽園」の一件で、人間が「善悪の智慧の実」を手に入れたことを指しています。二元論的理性を手に入れた人間の邪悪さと滑稽《こっけい》さを、「人間は理性という名をつけてそれを使うが、それはただ、どのけものよりもっとけものらしいけものになろうためなんだ」と、ゲーテはメフィストフェレスに語らせているのです。

私たちは、人間の中にあるけもの的な邪悪さが暴れ出さないよう、理性できちんとコントロールすることが大切だと教え込まれてきていますが、それは全くあべこべな話であって、けもの的な邪悪さは、実は理性によって作り出されたものなのです。

理性の限界

理性の最後の歩みは、理性を超えるものが無限にあるということを認めることにある。それを知るところまで行かなければ、理性は弱いものでしかない。

パスカル『パンセI』二六七より　前田陽一・由木康訳　中公クラシックス

数学・物理学にも偉大な功績を残したパスカルは、だからこそ、かえって理性の限界をよく知っていたのでしょう。現代でも、本当に一流の科学者たちは、理性の限界をよくわきまえているようです。むしろ中途半端な科学者の方が、ガチガチに理性ですべて認識できるはずだと考えていることが多い感じがします。

二元論的理性に基づく科学は、形あるもの・目に見えるもの・数量化や計量ができるもの・再現可能なもの・必然性の明らかなものについて、しかも観察行為が対象に影響を与えない場合だけしか扱えないという、大きな限界があります。

しかし、その限界の外にあるような、形なきもの・質的なもの・一回性のもの・変化し続けるもの・偶然性に支配されているものなどの方が、私たちにとってはむしろ重要です。なぜなら、それらの性質とは、「生きているもの」や「大自然」の特性そのものだからです。

ルーマニア生まれの劇作家イヨネスコも、理性についてこんなことを述べています。

そうです、そのとおり。人にはその本質がわからない。わからないならともかく、せめてそれを感じとることならできるはずなのに、それもしない。感情の面からも理性の面からも、どのようにもまるでわからないのです。理性では不可能です。人は神を理解できませんから。だからこそ、人は……とくに私は努力を傾けてきました。想像も及ばないことを想像し、理解不能のこと、無限に小さいもの、無限に大きいものを理解し、限界のあるものも無限のものも理解しようと努力してきたんです。つまり、われわれを取り巻いている大きな謎たちを、われわれは、われわれの能力は理解できないわけです。理知を越えた直観があればこそ、ようやく理解できるのですよ。……

J・ワイス『危険を冒して書く』「ウージェーヌ・イヨネスコ」より　浅野敏夫訳　法政大学出版局

私たちは、幼い頃から徹底的に科学的・合理的な考え方を叩き込まれ、理性こそが最も信頼できるものだと教え込まれて育ってきています。しかし、ここでイヨネスコも言っているように、直観というものは理性を越える洞察力を持っている。目に見えるものを超えて、対象の本質を見抜くことが出来る。直観は、人間に生まれつき与えられた素晴らしい感覚なのです。

この直観は、使えば使うほど精度の上がっていくものなのですが、残念なことに、多くの現代人はこの素晴らしい感覚をほとんど使うことなく、すっかり錆付《さびつ》かせてしまっています。むしろ、かえって乳児や自閉症児、重症な精神病や認知症の患者さんなど、言語の機能がうまく働いていないような場合に、ほとんど直観のみで周囲に反応している様子が見られることがありますが、その様子を見ていると、なかなか嘘のない鋭い反応だな、と感心させられることがあります。たとえば、赤ちゃんを抱いたときに、ある人だけが火のついたように泣かれてしまう光景があったりしますが、きっと赤ちゃんは、大人には見えないその人の何かに反応しているのでしょう。しかし、理性の発達した大人たちにはまったくその理由が分からない。これを赤ちゃんの気まぐれととるか、直観的反応と見るかでは、大きな違いがあるでしょう。

「頭」による独裁

人間を一つの国家にたとえてみると、現代人の多くは、「頭」が独裁者としてふるまう専制国家のようになっています。「心」＝「身体」は、常に「頭」に監視され奴隷のように統制されていて、ある程度のところまでは我慢して動いてはくれますけれども、その我慢が限界に来ると、何がしかの反乱を起こしてきます。

たとえば、「心」がストライキを起こせば、うつ状態になりますし、暴動を起こせば躁《そう》状態や感情の爆発が起こる。それすら許されない場合には、仕方なしに「身体」の方から不調を訴える。また、「心」が化けて出てくれば、幻覚や妄想を生じます。

「身体」についても同じようなことが言えます。たとえば摂食障害の場合、食欲がストライキを起こせば拒食、暴動を起こせば過食になります。

また、これは私の専門外ですが、たとえば癌は、もとは正常だった細胞が全体のバランスを無視して異常増殖したり悪い性質に変化したりするものですが、これも「頭」からの専制支配に対する細胞レベルでの反乱・暴動ということなのではないかという気がします。残念ながら、今の医学研究の方法論では限界があって、そういうからくりを検証することはかなり難しいだろうと思いますが。

動物というものは（類人猿を除いて）、「頭」がなくて「心」＝「身体」だけで出来ている図式で理解できます。ですから、自分の内部で矛盾や対立は起こらない。よほど変な実験でもしない限り、動物のうつ病やパニック障害などは考えにくいわけです。そこに、「頭」という部分が新しく登場してきた。これが、「善悪の智慧の実」を食べ、二元論的理性を獲得した人間なのです。

いわば「心」＝「身体」という先住民族の国に、「頭」という移民がやってきて、いつの間にか先住民を支配するようになったような状態、これが現代人の状態です。別のたとえをすれば、社長である「心」＝「身体」が、「頭」という簿記や計算の得意な秘書を雇ったのだけれど、いつの間にかその秘書が、社長を仕切り始めた。そんなイメージです。

本来、人間の中心は「心」＝「身体」の方なのだということを、「頭」はわきまえる必要があります。「心」＝「身体」は、「頭」などが及びもつかない深い知恵を備えているものです。しかし、それがあまりにも桁外《けたはず》れに凄《すご》い能力であるために、「頭」にはその凄さが分からない。単に気まぐれ、デタラメとしか理解できない。それで「頭」は、「心」＝「身体」を劣ったものだと誤解している。その結果、「頭」が思い上がってしまって、「心」＝「身体」をコントロールすべきものだと考え、このような独裁体制が作られてしまったのです。

「心」＝「身体」の知恵

「心」や「身体」は、「頭」が及びもつかないほどの深い知恵と素晴らしい判断力を備えているわけですが、それはどんな形で表れているでしょうか。

たとえば食欲を考えてみても、何がからだに良いとか、カロリー計算がどうのなどと考えなくても、適切にそのとき身体に必要なものを「○○が食べたい」という形で教えてくれるものです。肉ばかり食べた翌日は、ちゃんと野菜が食べたくなるし、からだが冷えているときにはからだを温めてくれる辛いものや汁物が食べたくなる。また、深夜に食事したりすれば、翌朝は食欲が出ないようにしてカロリーを調節してくれたりもします。

たとえば漢方薬の場合でも、その人の体質に合っていてその時からだが必要としているものは、おいしいと感じられます。決して「良薬口に苦《にが》し」ではないのです。昔の薬草探しの名人だって、何の情報もない中で、きっと自分自身の五感を駆使して、いろいろな薬草を見つけ出したのだろうと思います。

こんなふうに味覚や嗅覚《きゅうかく》は、その時の自分に必要なものを、ちゃんと「おいしい」という快感で教えてくれ、不要なものは「まずい」と知らせてくれるのです。

しかし、「頭」が中途半端に関わって「カラダに良いから」とか「得だから」「この前おいしかったから」などといった考えが混入すると、うまくいかなくなります。漢方薬でも、ある時にはおいしくて効果のあった薬が、何日か後には、とてもまずくて飲めなくなるし、そんな時に無理に飲んでも効果は出ません。「身体」は、日々刻々変化しているので、いつも同じものが身体に良いとは言えないのです。

野口整体を創始した野口晴哉氏はこんなことを言っています。

> だから人間は快い方向に動いていれば健康になるし、健康になればどういうことをやっても快くなる。そして、その快いという方向に逆らわないようにさえしていれば、自然に丈夫になっていく。それを意識で「良薬は口に苦し」というようなことを考えてしまう、それは間違っています。頭を通さないで、意識以前の快さをそのまま感じて、それが行動につながるように生活すれば、人間は自然に丈夫になるのですが、意識が発達しすぎるとそれがむずかしい。
>
> 野口晴哉『整体入門』より　ちくま文庫

とにかく、人間の「身体」も「心」も、本来は、快／不快というシグナルでもって、見事に適切な判断を自分に教えてくれているものなのです。それを、いつからか人間は信じなくなり、むしろ「頭」で逆の指令を出して不自然な状態に自分自身を追いやるようになってしまっているのです。

しかし私は、理性が全く不要だと言っているわけではありません。理性は、それ自身の役どころをわきまえて働くことが大切だということなのです。秘書は秘書の役割をわきまえて、ということです。

ドイツの思想家ニーチェも、代表作『ツァラトゥストラ』において、次のように「身体」への賛美を表明しています。

肉体はひとつの大きい理性である。一つの意味をもった多様体、戦争であり、平和であり、畜群であり、牧人である。

わたしの兄弟よ、君が「精神」と名づけている君の小さい理性も、君の肉体の道具なのだ。君の大きい理性の小さい道具であり、玩具《がんぐ》である。

君はおのれを「我」と呼んで、このことばを誇りとする。しかし、より偉大なものは、君が信じようとしないもの——すなわち君の肉体と、その肉体のもつ大いなる理性なのだ。それは「我」を唱えはしない。「我」を行なうのである。

ニーチェ『ツァラトゥストラ』第一部「肉体の軽侮者」より　手塚富雄訳　中公文庫

これは、もう特に解説を必要としない、簡潔で力強い言葉です。

「我」に囚《とら》われるような「頭」の小さな理性から脱して、「我」を淡々と行う肉体、つまり「心」＝「身体」の持っている大いなる理性を信じてゆだねていくことが、私たち現代人に最も必要なことなのではないでしょうか（ここで注意しなければならないのは、「頭」が、「心」＝「身体」の快／不快の判断に関与していないことを厳密に見分けなければならないという点です。「頭」が口出しすることに現代人はすっかり慣れっこになっているので、このノイズを取り除くことは、案外むずかしいかもしれません）。

宇宙のできもの

というわけで、人間の生き物としてのオリジナルな部分は「心」＝「身体」なのですが、それは人間に内蔵された「内なる自然」である、と見ることも出来るのではないかと思います。

そう考えますと、「心」＝「身体」とは、自分を形作ってくれてはいるが、自分のものではない、ということになります。つまり、期限付きで「自然」からレンタルされているだけなのではないかということです。

先ほどのニーチェの「それは『我』を唱えはしない。『我』を行なうのである」という

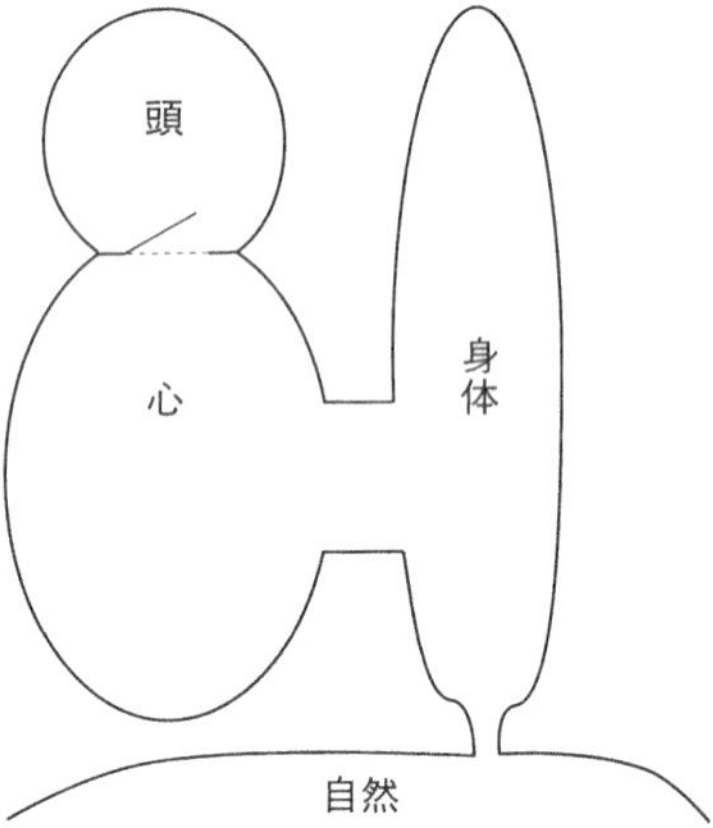

図3－2

言葉は、まさしくこのことに相当すると考えられます。「我」という一人称や「自分の……」と所有格を主張するのは「頭」だけなのであって、「心」＝「身体」は元々そんなことには囚われておらず、自然の原理で動いているわけです。

　哲学者デカルトは「我思う、ゆえに我あり」と言いましたが、このように考えてきますと、その言葉は間違ってはいないだろうけれども、そこから展開されていく「我」の話は「頭」中心の前提から出発しているので、あまり豊かなものではなさそうだなと、私には思われます。

　それはさておき、このような「内なる自然」を考慮して、前の図3-1を変形して表してみますと、図3-2のような感じになると思います。

　この「自然」は、大自然であり宇宙であると言ってもよいでしょうし、宗教的に言えば「絶対者」とか「超越者」、あるいは「神」とか「仏性《ぶっしょう》」ということになるでしょう。

大きな宇宙に発生したできもののような、または派出所のようなものとして人間の「心」＝「身体」を捉えることで、私たちが「頭」で自分の「身体」とか自分の「命」と考えてこだわっている状態から、私たちが少しは自由になれる可能性も出てくるのではないでしょうか。

第2講では、一人称になれない未熟な状態としての0人称を問題にしましたが、一人称になったところからさらに先に進んで、「自分」を超越したこのような認識を持つことは、別の意味で0人称になることと言ってもよいかもしれません。この0人称は、無我の境地として昔から人々が追求してきたものであって、最も成熟した人間のあり方だろうと思います。

> ……神が人を創造したとき、そのとき神は魂の内で神のわざと等しきわざを顕わした。それは神が現に働いているわざであり、永遠なる神のわざである。そのわざは、魂以外の何ものでもないほどに大いなるものであり、また、魂さえも神のわざそのものに他ならないのである。神の本性、神の有《う》そして神の神性は、神が魂の内で働かないではいられない、というところに存する。……
>
> 『エックハルト説教集』「神と神性について」より　田島照久編訳　岩波文庫

エックハルトは一三世紀から一四世紀にかけてフランスやドイツで活躍した神学者です

が、この「内なる神」とでも言うべき考え方は、教会側にとっては自分たちの存在理由がなくなってしまうので大変都合が悪かった。それでエックハルトは、没後すぐにキリスト教会から異端宣告されてしまいました。

しかし、人間の魂の中で神が働いているのだというエックハルトの考えは、それを「神」と呼ぶか「自然」と呼ぶかの違いはあっても、人間の内部に畏敬すべきものを見ていた点で、図3-2と共通するものです。これはまた、仏教があらゆるものの中に「仏性」があると考えることにも通じるような、人間観・世界観だと言えるでしょう。私たちはそこに、宗教の別を超えた、普遍的な信仰心を見ることが出来るのではないでしょうか。

第４講
捻じ曲げられる人間
～コントロールという病～

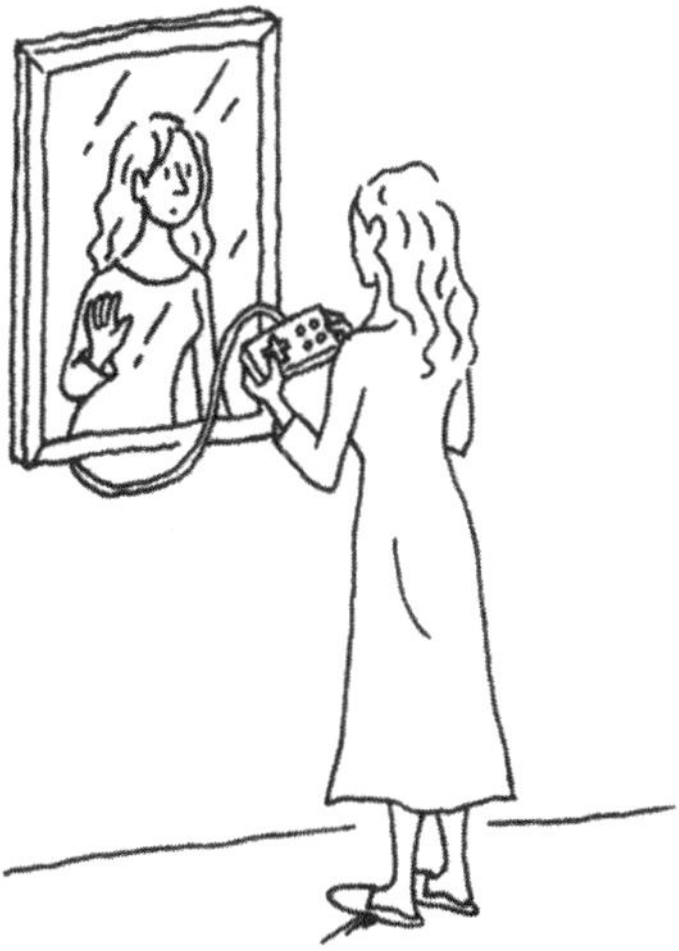

創造主の手から出るとき事物はなんでもよくできているのであるが、人間の手にわたるとなんでもだめになってしまう。（中略）人間は何ひとつ自然のつくったままにしておこうとはしない。人間自身をささえそうなのだ。人間も乗馬のように別の人間の役に立つように仕込まずにはおかないのだ。庭木と同じように、人間の好みに合わせて、かならず曲げてしまうのだ。

ルソー『エミール』より　永杉喜輔・宮本文好・押村襄訳　玉川大学出版部

一八世紀の啓蒙思想家ルソーの代表作、『エミール』はこんな書き出しになっています。若い母親にむけて書かれたこの本は、エミールという名の架空の子どもを育てていく筋立てでしつけや教育について論じた本です。今日では教育論の古典になっているこの本も、発表当時には、発禁処分という扱いを受けたのでした。

ルソーは人間を、他の動物や植物と同じように、元々は「よくできている」ものだと見たわけですが、これを発禁処分にした人たちは、この人間観に強い拒否反応を示したようです。

しかし現代でも、ルソーが指摘したような、人間をめぐる事情は何も変わっていません。相も変わらず、人間は自然なあり方を尊重してはもらえずに、必ずといっていいほど捻《ね》じ曲げられてしまっているのです。しかも、私たちはそれに気付かないほど、すっかり麻痺させられてしまっています。

どのようにして私たちは捻じ曲げられていくのか。そして、何がわれわれを捻じ曲げるのでしょうか。

「規則的」な生活は本当に大切なのか

子どもにつけさせねばならぬただ一つの習慣は、どんな習慣にも染まないという習慣である。

前掲『エミール』より

『エミール』の中には、こんな一文もあります。私たちはたいてい「良い習慣を身につけることが大切」と教えられて育ってきていますが、これは、それを根本からくつがえしてくれる、実に画期的な指摘だと思います。

「習慣」というものについてよく考えてみますと、これも二元論的理性の産物であることに気が付きます。「習慣」は、人間の行動をあるマニュアル通りにコントロールする仕掛けですが、これはともするとと、人間の柔軟性・即興性を奪い、チェーン店の接客マニュアルのように表面だけ整えて、内的には不自然な状態を作ってしまう恐れがあるのです。

この「習慣」を支えている考えとして、人間は「規則的」に生活すべきだというものがあります。規則的な睡眠、規則的な生活時間、規則的な食事、などなど、すっかり当たり前に重要視されていることばかりですが、まずはこの点から徹底的に洗い直してみる必要があるだろうと思います。

たとえばうつ病の患者さんは、よく昼夜逆転になります。朝は起きられず昼過ぎまで寝ていて、夕方頃に動き出して夜は全く眠れずに、明け方にやっと眠りにつく。入院治療などでは、「規則正しい生活がまず何より大切」と指導され、昼は眠いところをがんばって起きていなければならず、夜は眠くもないのに九時消灯で、無理に睡眠剤で眠らなければならない。

そんな患者さんに、ある時から「昼夜逆転のままでよい。状態が改善してくれば自然に生活リズムは元に戻ってきますよ」とお伝えするやり方に切り替えてみたところ、どうもその方がはるかに経過が良いのです。患者さんにとって日中とは、精神的にとても苦しい時間帯です。自分は何も出来ずにゴロゴロしているのに、世の中の人たちは仕事をしたり学校に通ったりしている。つまり、ちゃんとした時間なのです。一方夜は、世の中のみんなも休んでいる。だから、夜の方が自責の気持ちに苛《さいな》まれにくい。そういう事情があるために、昼夜逆転は起こってくる。

この、せっかくの昼夜逆転を良くないことだと考えて自分を責めたりしますと、状態は悪化してしまいます。昼夜逆転することで、自分を自責から守ろうと「心」＝「身体」がしてくれているわけです。ですから、うつ状態の人にとっては昼夜逆転が自然な状態であるわけで、その働きに一度自分をゆだねてしまった方が、本当は治癒力が発動しやすいのです。

人間にはバイオリズムの波があり、いろんな出来事で気分も変化し、また女性は月経周期の波もある。そういう「生き物」である人間が、季節や天候の日々変動する環境の中で生きている。ですから、時計で決めた人工的な時間に照らして「規則的」であるかどうかを論じること自体が、ずいぶん乱暴な話なのです。

たとえば気圧の低い雨の日の朝は、たいていの人はあまり早起きする気分にはならないものです。もっと寝ていたいと思う。そもそも原始時代の農耕民も狩猟民も、そんな日は早起きをする必要はなかったはずです。なぜなら、仕事はお休みだからです。ですから、そんな日はいつもより長く寝ていたくなるように人間は作られているわけです。

このように、睡眠というものは、日々違って当然であって、一日何時間寝なければならないといった知識に振り回され、強迫的にこだわることの方がよほど不自然なことだと言えるでしょう。

健康法の落とし穴

いわゆる「健康法」や「健康食品」などで、反対に不健康になってしまうことも珍しくありません。これは、どんな方法や食品であれ、それが「毎日必ず」といったやり方で用いられますと、「生き物」の自然に反してしまうからなのです。

食事にしても、「一日に三食食べなければならない」とか「朝食を摂《と》らなければ身体に悪い」といった考えがほぼ常識のようになっていますが、これも同様に「毎日必ずそうしなければならない」と硬直化した捉え方をしてしまうと、「生き物」には不自然なことになるわけです。

最近、教育現場で「食育」ということが言われ始めてきているようですが、そこでは「朝食を摂っている子どもは頭が良い」というデータが根拠として用いられたりしています。しかしよく考えてみれば、朝食を食べなさいという親の指示に素直に従う子どもと、学校の教える学習内容に素直に従う子どもは、その従順さにおいて一致しているはずですから、そこに正の相関があって当然なわけで、果たしてこれが科学的データと言えるのかどうか疑問です。

いずれにしても、朝食の時間に空腹感を覚えれば、もちろん朝食をしっかり摂ることが望ましいですし、そうでない場合には本来無理に摂る必要もないはずです。最低でも一二時間以上の空腹があることが消化排泄にも望ましいようですが、それを朝の「身体」は空腹感によって、食べるべきか否かを教えてくれているのですから。

また、風邪などで食欲がなくなった時にも「無理してでも食べないと、治るものも治らないわよ」と言われたりしますが、これも間違った考え方です。ウイルスや細菌と身体が戦う時には、本来、空腹状態が必要です。空腹状態は、白血球の貪食能《どんしょくのう》を高め免疫力を増強する性質がある。ですから食欲がなくなるというのは、実は理にかなったことなのです。自然の動物も、病気の時には食べず動かずじっとうずくまって回復をはかります。

このように「頭」に入った健康に関する知識は、それが正しいものであったとしても、硬直化したマニュアルとして用いられた場合には、逆に健康を遠ざけることになりかねません。ですから「頭」主導の健康法よりも、その都度「身体」の声に耳を傾け、なるべくそれを尊重するような柔軟性を持つことこそ、最善の健康法と言えるのではないでしょうか。

もちろん、現代人の生活では、自然な方法に従えないことの方が多いかもしれません。しかしそんな場合でも、自分に不自然さを強いていることが自覚できているかどうか、それがあるだけでも「心」＝「身体」にとっては、大きな違いなのです。

北風と太陽

北風と太陽とが彼らの力について言い争っていました。そこで彼らのうちどちらでも、旅人を裸にさせたものの方が勝ちだと、いうことにいたしました。そして北風からまず始めて烈しく吹きつけました。その旅人は着物をしっかり押えましたので、北風はいっそう強く吹きつけました。しかし旅人はなおいっそう寒さに弱らされて、さらに余計な着物まで着込みました。とうとう北風は疲れ切って彼を太陽に譲り渡しました。太陽は最初はほどよい加減に照りつけました。その人は余分な着物をぬぎましたので、太陽はもっと強く暑さを増しました。とうとう彼は暑さに堪えることができないで、着物をぬぎ捨てて、水を浴びるために傍を流れている河にはいりました。

『イソップ寓話集』七三「北風と太陽」より　山本光雄訳　岩波文庫

さて、旅人はなぜ着物を着ているのでしょうか。

そう、寒いから着物を着ているのです。北風はその着物を力ずくで取り除こうとする。しかし、旅人はそれで余計寒くなったので、かえってしっかり着物を握りしめてしまいました。一方、太陽はこの旅人が欲しているもの、つまり暖かさを届けました。それによって、旅人は着物をまとう必要がなくなり、あっさりと自分から着物を脱いだわけです。

北風のやり方は、まさにコントロールそのものです。こういう力ずくのコントロールは、歴史や今の国際政治を見ても明らかなように、一見思い通りになったように見えたとしても、地下潜行していた抵抗勢力によって、後で必ずやレジスタンス運動や独立運動、テロリズムがひき起こされます。

第3講で話しましたが、「頭」の理性はとかく北風方式のコントロールで物事を解決しようとする傾向があります。習慣によるコントロール・時間によるコントロール・知識によるコントロール・マニュアルによるコントロールなどさまざまありますが、しかし、本当の変化というものは、中から自発的に起こってくるものです。それを可能にするのは、太陽方式です。

つまり、ある問題にアプローチするときに、表面に現れた問題を力ずくで外からコントロールするのではなく、その問題が生み出された根源のところに目を向け、そこで欠乏しているものを明らかにし、その根源に向けて必要なことを行っていくやり方です。

北風方式は、対象を捻じ曲げたり破壊してしまったりするのに対し、太陽方式は対象に真の変化をもたらします。これは、自分自身と向き合うときも、他人と向き合うときにも、どんな場合にも当てはまる、普遍的な大原則なのです。

自己コントロールの病

「心」=「身体」に対して「頭」が強力にコントロールをかけることによって、さまざまな病的状態が生じます。この「自己コントロール」のひき起こす心の問題について、いくつかの具体的病態を採り上げて、考えてみたいと思います。

a・強迫神経症

最近の呼び方では、強迫性障害と言ったりもしますが、強迫観念が頭を支配する神経症で、たいていはそれに基づく強迫行為をともないます。

強迫とは、強く迫ってくると書きますが、いったい何が迫ってくるのか。それは、ジンクスのようなものです。「～をしなければ大変なことになってしまう」といった観念。これが強迫観念です。

強迫観念の中身には実にさまざまなものがありますが、たとえば、数にこだわる数唱強迫という状態の一例を挙げてみますと、「4と9と13」は不吉だという基本ジンクスから始まって、道を歩くときには道路のタイルの升目を数え、「四つ目は不吉だからとばさなければならない」とこだわる。そのうちに、今度はこれらの倍数も避けなければならない、とエスカレートする。こういったこだわりに少しでも反すると強烈な不安感に襲われ、安心できるまで何度でもやり直すのです。すべての行動をこのこだわりが支配するようになり、生活は立ち行かなくなっていきます。

不潔恐怖症も、強迫神経症の典型的な病型の一つです。風呂に入ると、まず蛇口が汚れているといって蛇口を洗い始める。洗っているうちに、飛沫《しぶき》がこっちに飛んだのでそこも不潔になってしまったので洗わなければ……となる。それが際限なく行われる。こうやって、一度入浴したら五、六時間は出て来られないことになってしまう。そんなわけで、入浴自体が大変な作業と化し、めったに入浴出来なくなってしまう。結果として、不潔恐怖なのに不潔になってしまうのです。

またポピュラーなものとして、たとえば戸締まりや火の元の確認を何度も繰り返したりする、確認強迫という症状もあります。これも時間と共にエスカレートし、確認して納得するまでの回数は、どんどん増えていってしまいます。自分の家族にも大丈夫かどうかをしつこく確認し、何度も何度も「大丈夫」と言ってもらわなければ気が済みません。

彼らに特徴的なのは、一見論理的であることです。スーパー論理的と言ってよいほど徹底的に論理的推論が、こだわりの部分に駆使されます。万が一にしか起こらないような危険性についても、「まあいいや」とか「なるようになるさ」と考えることが出来ません。硬直化した論理の究極の姿です。

外科医は、手術前に厳しい手洗いマニュアルに基づいて、手洗い消毒を行います。これは、感染防止のための合理的な方法なのですが、これと不潔恐怖症の人の手洗いは、本質において同じです。しかし、私たちが普段の生活をしていく上で、そこまで手洗いをしないと病気になったりするでしょうか。もちろん、そんなことはありません。なぜなら、われわれにはある程度の抵抗力が備わっているからです。しかしそのことは、強迫神経症の人の計算にはまったく入っていません。

このように考えてみると、強迫神経症の人は、「精神の抵抗力」が落ちている状態にあるとも言えるでしょう。

抵抗力を計算に入れずに、本人は徹底的な危険回避マニュアルを作り上げる。これは、運命に対しても行われるのです。どんな人でも、何か不吉な感じがすることはあります。しかしそれは、めったやたらに起こったりはしないでしょう。しかし強迫神経症の場合には、ひっきりなしに不吉な感じが湧き起こってきます。だから、それを打ち消す強迫的儀式が頻繁に行われなければ、一時も安心していられないのです。通常はせいぜい厄年の厄払い程度で済むところが、このような人は、悪運を排除するために、つまり「汚《けが》れ」を徹底的に「禊《みそぎ》」するために、強迫的儀式を思いつき徹底的に実行するのです。あたかも「運命の無菌室」を作り上げようとしているかのようです。運命を受け容れていくことは、

「偶然に身を開く」ことだと言えると思いますが、それが出来ず、ガチガチのコントロールを駆使して「必然」にしがみついている状態なのです。

これは、日ごろ「頭」によって強力にコントロールされている「心」が、それに対する反発としてでたらめに不吉な感じを乱発し、「頭」をてんてこ舞いさせている状態だと考えられます。

では、そもそもなぜ、「頭」は強力に「心」をコントロールしたのでしょうか。

それは、本人が「反道徳的」と考えるある感情が「心」から噴出してくることを抑えるためだったと考えられます。人はそれぞれ、ずいぶん異なった「道徳」を内に持っているものです。たとえばフロイトは、性欲を抑圧したことで強迫神経症に至ったケースを報告していますが、私の経験では、強い「怒り」への抑圧が原因となって発症したケースが多い印象があります。

セラピーが進んで、クライアントが「怒り」を抑圧していたことに気付き始めた頃に、「あなたは、自分の怒りが核ミサイルのようなもので、発射したら最後、世界全体が滅亡してしまうようなイメージだったのではありませんか？」と聞いてみますと、たいていその通りだとおっしゃいます。本人は「核ミサイル」の発射を避けるために、必死の自己コントロールを行ってきた。しかし、それが強迫神経症を生んでしまったのです。

このあとセラピーの中で、「怒り」がなぜそんなイメージになってしまったのか、また、どんな「道徳」が本人を律していて、それはどうやって形成されたのかといった問題を取り扱っていくことになりますが、そこで見えてくることは、人間を善き存在に導くはずの「道徳」が、逆に人間を歪める原因になっているという事実です。

b・摂食障害

コントロールの病でも、「身体」に対する「頭」のコントロールで起こってくるトラブルの代表が、摂食障害です。

ダイエットがきっかけになって始まるものがほとんどですが、これは、コントロールをかけられた「身体」からの一種のしっぺ返しなのです。

「頭」を母親にたとえ、「身体」を赤ちゃんだとして考えてみます。母親が、赤ちゃんがお腹を空かしている時にミルクを与えず、お腹一杯のときにミルクを与えることをもし繰り返したとしたら、この赤ちゃんは一体どうなるでしょうか。きっと、赤ちゃんはいじけた状態になってしまうでしょう。そのために赤ちゃんがミルクを拒むようになれば、それが拒食症に相当するのです。逆に、お腹一杯であろうがかまわず食欲が暴走してミルクを際限なく要求するようになったとすれば、これが過食症です。

拒食はストライキ、過食は暴動という感じです。ですから実際には、拒食症状で始まっても、後に過食が中心になるケースも珍しくありません。

ダイエットでは、自分のあるべき身体イメージを「頭」が独断で設定し、食べるものも運動も全てカロリーの数字に換算し、体重計の数字を目安にコントロールするわけですが、これは、数字という「量」に束縛された状態だと言えるでしょう。

自然な食欲というものは、決してカロリーだけでなく、その時々の「身体」に必要な食物の種類も教えてくれますし、適切なものを食べたときには「おいしい」と感じるものです。

食生活の「質」的側面はダイエットでは軽視されがちで、糖質、蛋白質、ビタミン、繊維質などといった栄養素の分類に配慮することはあっても、「心のこもった料理」とか「命のある食材」などということは度外視されてしまいます。食べ物は、本当は魂の食べ物でもあるはずなのですが、これでは車にガソリンを補給しているようなことになってしまっています。

過食をした人は、たいがい、その後自己嫌悪し反省します。反省というのは、「頭」がこの暴動を鎮圧し制裁を加えることですから、当然またしばらくすれば暴動が起きます。この繰り返しが泥沼化し、「反省の悪循環」が起こります。ですから、この反省ということをやめない限り、過食は終わらないのです。ですから、私はあえて「どんどんお食べなさい」とお伝えしてみたりもします。しかし同時に、そこで見落とされている大切な「質」の問題についても、必ず一言付け加えます。「その代わり、どうせ食べるならあなたがその時本当に食べたいものを、おいしいと感じながら食べるようにしてみてください。安易に冷蔵庫に入っているからとか、手近で買うとかで済ませないで」と。

つまり、過食も拒食も「量」の病理なので、「質」の機能が働いていない。おいしいとか、おいしくないとか、好きとか嫌いとかも感じなくなっているのです。

拒食の治療に関しても、「もう何もいらない」といじけてしまった食欲が、どうやったら機嫌を直してくれるかに成否がかかっていますから、これをさらに叱りつけるのではなく、そのいじけを大目に見て待っていてあげることも必要になってきます。もちろん、拒食も行き過ぎた場合には生命の危険がありますから、そういう場合には入院治療による強制的栄養が必要になってきます。

しかし、そういう危機的状況に至っているわけでもないのに、一律に強制的な治療を行うことは、逆に状態を悪化させます。コントロールが問題で起こっている病理なのに、医療がその上にコントロールを重ねるというやり方は、まさに北風方式の上乗せだからです。

また、摂食障害の根底に、根深い自己否定がある場合も少なくありません。そのような場合には、あくまでその根の治療が重要であって、枝葉《えだは》として現れている摂食障害の症状に焦点を当てても、なかなか問題は解決されません。

摂食障害になりやすいのは、「自分はこうあるべきだ」という「あるべき自己」に向かって強力に自己コントロールを行うタイプの人です。褒められることはあっても問題視されることのない「強い意志力」、それこそが問題なのです。ですから、ダイエットを始めてもすぐ挫折するという人には、まずこの問題は起こりません。

「あるべき自己」に向けて鍛錬するのではなく、「あるがままの自分」を承認するようになれることが治療上重要ですが、これは、自己形成のイメージを変えるということです。それについては、本講の最後で触れることにします。

c・ひきこもり・不登校・家庭内暴力など

親が子どもにコントロールを行うことによって、子ども自身の中にコントロール体制が内在化され（第7講「自己愛の障害」項参照）、それがもとで起こってくる問題もさまざまあります。典型的なものについて骨格だけお話しすると、次のようなものになります。

親自身の人生で果たせなかった願望が、「あなたのために～しなさい」という形で子どもに押し付けられます。親の欲望による、子どもへのコントロールです。しかし親は、自分ではそれが子どもへの愛情であると思い込んでいます。まだ十分に判断力の育っていない子どもは、たとえそれを窮屈に感じたとしても「あなたのためよ」と親に言われれば、きっと意味のあることなのだろうと思い、嫌がる「心」を無視してこれを受け取ります。子どもの内部にこのようにして「頭」による自己コントロール体制が作られます。子どもは、この自己コントロールに従って行動すればするほど親から良い評価が得られるために、ますます言われた通りの行動をするように条件付けされます。

さて、子どもの「心」はあるとき堪忍袋《かんにんぶくろ》の緒が切れて、「頭」に隷属《れいぞく》していることをやめたいと反逆を開始します。「心」のエネルギーが大きく感性の発達している人ほど、それは早期に訪れることが多いようです。

この反逆は、社会不適応の形をとることが多く、不登校、ひきこもり、家庭内暴力、などの場合もありますし、体調不良や自傷行為などの現れ方をすることもあります。「あなたのため」と親が自分に叩き込んだものが、ある時、「親のため」であったことに気付き、そこで湧き上がってきたやり場のない怒りが、外向すれば暴力や逸脱行動となり、内向すればひきこもりや自傷行為などになるわけです。

しかし、この怒りはなかなか周囲から正当には取り扱ってもらえずに、表面に現れた状態だけが「異常」と見なされ、治療・矯正の対象にされてしまいがちです。

困り果てた親は、専門家のアドバイスを仰ぎます。するとそこで、「これまでの親の育て方に問題があったのではないか。原因は親の愛情不足です。できるだけ本人の気持ちを汲み取ってあげて、幼い頃与えてあげられなかった分、これから十分に愛情を注いであげて下さい」と言われ、親はすっかり自信を失《な》くし、子どものご機嫌伺いに転じます。

すると、親が急激に変化したことに子どもは戸惑い、またその反省している様子に乗じて、昔、親からされたことを反転させ、自分の「欲望」を親に向け始めます。しかし、親は子どものワガママを聞くことが愛情だと思い込んでしまっているので、ただただ子どもに隷属するようになってしまいます。いくら怒りや憤りを親にぶつけても、ぶつかった手応えすら感じられないので、子どもはより激しく親にワガママをぶつけ、暴君と化します。専門家の助言に従って子どもに隷属している陰で、親の「心」は怒りを溜《た》め込みます。子どもは、親の愛情が表面的なものであることを敏感に嗅《か》ぎつけていますから、さらに荒れていきます（この泥沼状態が長引き、親の溜め込まれた怒りが極限を越えた時に、我が子を殺害してしまったと思われるような事件が過去にいくつかあったことはご存知だと思います）。

d・難治性うつ病

先ほどのパターンと同様に、子どもの内部に自己コントロール体制が作られ、しかもそのコントロールが大変強い場合には、「心」の不満は完全に封じ込められてしまいます。コントロールを行う中心は、「頭」の中の、とりわけ道徳的観念です。この道徳観念は肥大化していき、「謙虚さ」や「自己卑下」の名目で、厳しい自己批判を行います。こうして、自分がある高い基準をクリアした場合にだけ自分を認め、それ以外の自分は認めないという強権的体制が続いていきます。ですから、自分を「愛」するということは、自分を甘やかすことと混同され、厳しく禁じられ、遠ざけられてしまいます。

いくら努力し実績を重ねたとしても、自分を褒めることも禁じていますから、生きることは終わりなき努力と忍耐の修行のようなものにしか思えません。それでも弱音を吐くことは「逃げ」として禁じられていますから、自分の奥底に疲労感と自己不全感が蓄積していることにも自分では気付けません。

ある時ちょっとした失敗や挫折が引き金となって、突然、自分では説明のつかない「死にたい願望」が出現します。はじめて自分ではどうにもコントロールの利かない状態に陥り、不本意ながらも意を決して医療機関を受診するのですが、「これはうつ病ですから、薬をきちんと飲んでゆっくり休んで下さい」「あまり考え過ぎないようにして下さい。考え過ぎるのは病気のせいですから」と言われたりします。

そこで仕方なしに薬を飲み、言われた通りに休養をとりますが、「これは病気ではなく単なる怠けなのではないか」と本人の自己批判は止みません。うわべの症状がすこしでも軽くなると、焦って「すぐに社会復帰しなければ」と自分に鞭打《むちう》って動き出しますが、すぐにブレーカーが落ちたようにまた動けなくなり、そういう自分をまた厳しく批判し嫌悪します。

家族や知人から、「じっと独りで考え込んでいるのがいけないんだから、少し外に出て体でも動かしてみたら？」と言われ、自分でもそうするべきだと考えて、「頭」がまた号令をかけます。しかし、一向に「心」＝「身体」は動いてくれません。また、死にたい気持ちが湧いてきても、「死にたいなんて考える自分はどうしようもない人間だ」「もっと周りの人の気持ちも考えなければ」とすぐさま「頭」が反省し、死にたいと思う「心」をさらにコントロールしていきます。

このような日々が積み重なって、自己否定や死にたい気持ちはより深刻なものになっていってしまいます。しかしそれでも、「周りに迷惑をかけるから、死にたいなんて決して言うまい。悩んだ顔もあまり見せないようにしよう」と頑張り続けます。しばらく経ったある日、抑え付けられていた「心」が暴発し、本当に自殺してしまうこともあります。しかし、周囲の人は「どうして死んだのか、まったく分からない。あんなに元気そうで、悩んだ様子も見せていなかったのに」と、途方に暮れてしまうのです。

このような悲劇は、何重にも積み重ねられたコントロールによって作られていることがお分かりいただけると思います。しかし、このような例は決して誇張されたものではなく、むしろ、ずいぶん簡略化されたエッセンスに過ぎないのです。

われわれにできることは何でしょうか。まずは、あまねくはびこっている理性信仰やコントロールの問題について、自分自身の問題も含めて深く認識することです。マニュアルや出来合いの理屈では、こういう「心」の問題には歯が立ちません。本当に力を持つのは、正しい言葉ではなく、生きている人間の生きた言葉だけなのです。

自己形成のイメージ

先ほどの摂食障害のところでも触れましたが、「あるべき自己」ということに囚われているような人に対して、私は次のような話をよく致します。

どうやって自分を形成するかということについて、「あるべき自己」ということを考えている人は塑造《そぞう》的イメージを持っている。粘土や石膏《せっこう》をくっつけて、ある像を目指して作

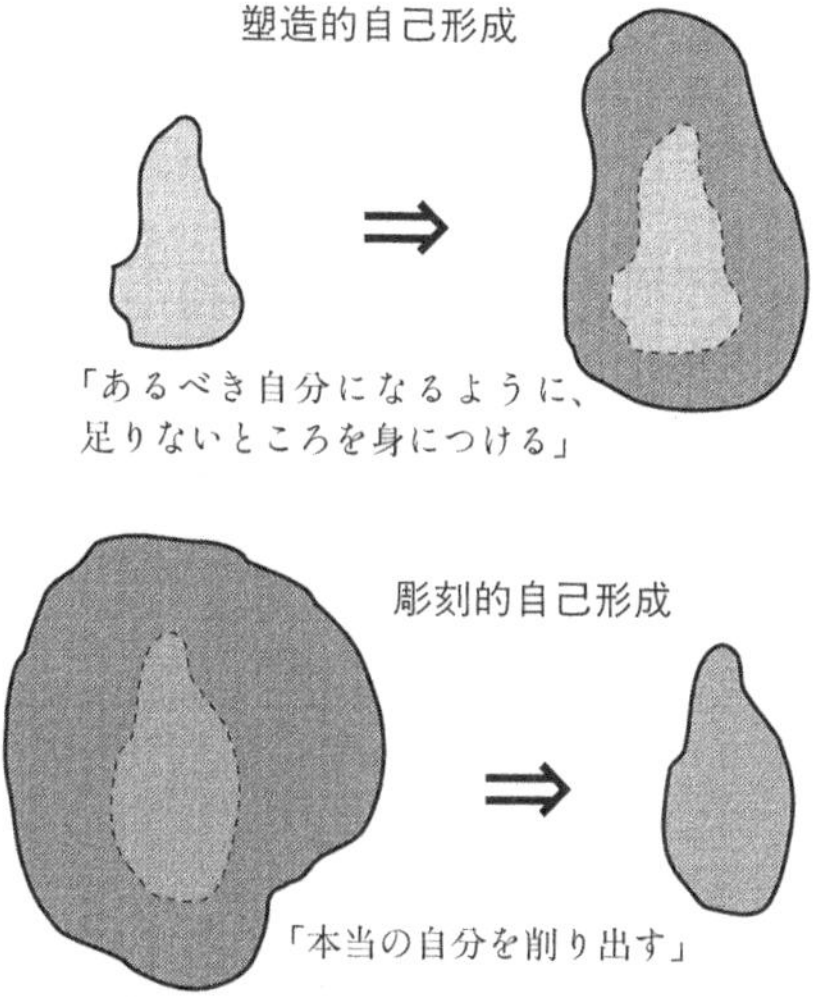

塑造的自己形成
「あるべき自分になるように、
足りないところを身につける」
彫刻的自己形成
「本当の自分を削り出す」

図4－1　自己形成のふたつのイメージ

っていく。足りないところはくっつけていかなければならない。いつも「自分はこうでなければならない」という理想的設計図を目標に、そこに少しでも自分を近づけていこうと努力する。これが「頭」のコントロールによって行われていくわけです。

　ところが、私の考える自己形成のイメージは、彫刻的なものです。

　ある塊があって、その中に、その人の最も中心的な部分、つまり核があって、そこは硬い。そこに向かって削り出していくのです。余分なところを削《そ》ぎ落とし、最終的には光り輝く核を磨き出す。宝石の原石を研磨していくようなイメージです（図4－1）。

このように、「本当の自分」というものは、どこかから持ってきて身につけるものではなく、あらかじめ自分に内在しているものです。その「本当の自分」の姿がどんなものなのか、自分自身も知らないところから自己形成の作業は始まるのであって、「自分」を探索していくようなプロセスなのです。

ですから、私たちが行うべきことは、まだ知らない「本当の自分」に対して畏敬の念を抱きながら、彫り進めていくことです。これが「本当の自分」と出会うための大切な心構えです。

夏目漱石の短編集『夢十夜』の中に、仏師運慶《うんけい》が何の設計図もなしに木に鑿《のみ》を振るい、見事な仏像を彫り出すというお話があります。その中で、次のようなくだりがあります。

運慶は今太い眉《まゆ》を一寸の高さに横へ彫り抜いて、鑿の歯を竪《たて》に返すや否《いな》や斜《は》すに、上から槌《つち》を打ち下《おろ》した。堅い木を一《ひ》と刻みに削って、厚い木屑《きくず》が槌の声に応じて飛んだと思ったら、小鼻のおっ開《ぴら》いた怒り鼻の側面が忽《たちま》ち浮き上がって来た。その刀《とう》の入れ方が如何にも無遠慮であった。そうして少しも疑念を挾《さしはさ》んでおらんように見えた。

「能《よ》くああ無造作《むぞうさ》に鑿を使って、思うような眉《まみえ》や鼻が出来るものだな」と自分はあんまり感心したから独言《ひとりごと》のように言った。するとさっきの若い男が、

「なに、あれは眉《まみえ》や鼻を鑿で作るんじゃない。あの通りの眉や鼻が木の中に埋《うま》っているのを、鑿と槌

の力で掘《ママ》り出すまでだ。まるで土の中から石を掘り出すようなものだから決して間違うはずはない」といった。

夏目漱石『夢十夜』「第六夜」より　岩波文庫

まさに、この運慶のような彫り出し方が、彫刻的な自己形成のイメージです。

ここで運慶は、木の中に自分が彫る仏の姿を見通している。ただ、それを覆《おお》い隠している余分な木を削り落としていくだけなのです。

第５講
精神の成熟過程
〜駱駝・獅子・小児〜

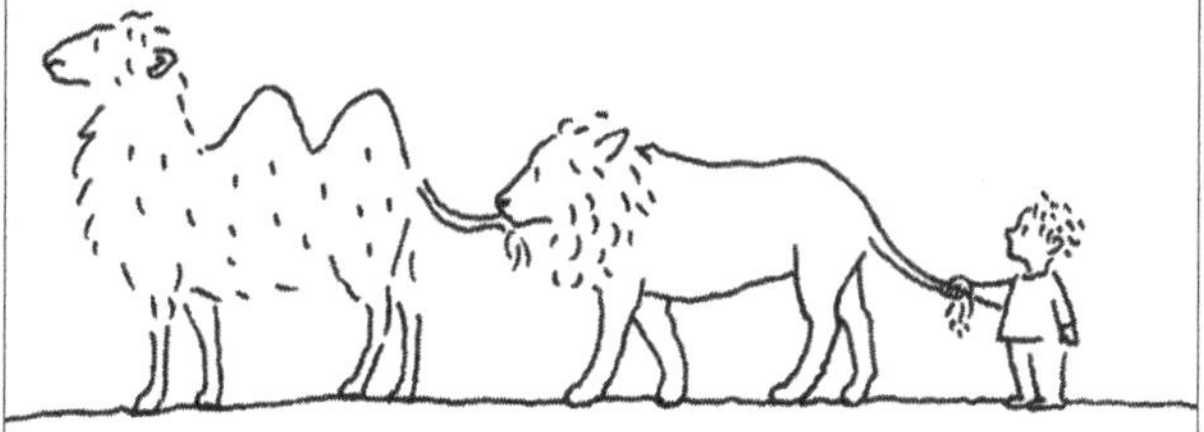

人間の「心」について、それを信じて尊重することの大切さを述べてきましたが、この考え方を受け容れることに抵抗を感じる人もいるかもしれません。たとえば、「心」にまかせてしまったとしたら、感情に支配された感情的な人間になってしまうのではないか、と心配されるむきもあるでしょう。

第3講では、感情に「頭」由来の浅い感情と「心」由来の深い感情の二種類があるとだけ話しましたが、ここでもう少し詳しく、感情というものについて考えていくことにしましょう。

感情の井戸

まずは、「心」由来の深い感情とはどんなものなのか、そこから考えていきましょう。

図5-1は、「感情の井戸」という図です。

この図で、上の白い部分は意識の領域で、下のグレーの領域は無意識と考えて下さい。前の図3-1で対応させるとすれば、上の部分が「頭」、下が「心」となります。同じようなフタがついていて、やはり意識（「頭」）によって開閉されるのです。

この下の領域に、井戸が掘られています。そこに感情のボールが四つ入っています（ここでは、感情を単純化して、喜・怒・哀・楽の四つで考えていきます）。

地下に埋まっているときには、それは無意識にあるということですから、その感情は意識されません。感情は地上、つまり意識の領域に出てきてはじめて、自分で感じられるものになるわけです。

四つの感情のボールは、この図のように怒・哀・喜・楽の順番で井戸の中に入っています。これは、私のこれまでの臨床経験から明らかになってきた、とても重要な所見です。

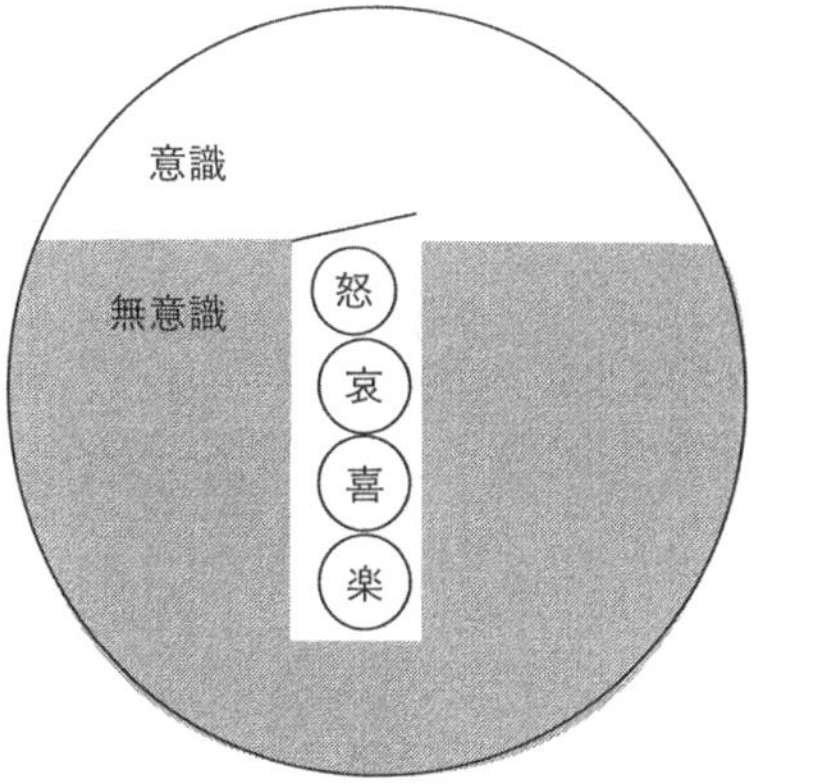

図5-1　感情の井戸

四つのボールは順番に入っているので、一番上のボールが出ないと二番目、三番目は出てこられません。ここで上の二つは、よく「ネガティブな感情」と言われるものであることに気づかれるでしょう。一方、下の二つは「ポジティブな感情」と言われるものですが、これらは上二つの「ネガティブな感情」が意識に出てこない限り、出られないようになっているのです。

第1講で私は、「ネガティブをポジティブに変える」という考え方をしたくない、と話したのですが、それはここにも由来していたわけです。つまり深い感情においては、「ネガティブ」なしの「ポジティブ」ということが有り得ないからなのです。つまり、〈ポジティブ・シンキング〉と言われるような考え方で実現されるものは、せいぜいが浅い感情止まりの表面的なものであることがお分かりいただけると思います。

感情を差別しない

「感情の井戸」の図で、一番上が「怒」であることに注目していただきたいと思います。

私たちは、「怒り」というものについて、どんなふうに日頃考えているでしょうか。多分、「怒り」はなるべく出さないに越したことはない、「怒り」は良くないものだ、と考えている人が多いのではないでしょうか。

また、二番目の「哀」についても、幼い頃から「男の子だから泣くんじゃありません」とか「いつまでも泣いているんじゃありません」とか言われて私たちは育ってきていますが、つまり、あまり人前で「哀」は出してはならないものというイメージを持たされているところがあるわけです。

しかし、図のように「怒」や「哀」が出てこない限り、「喜」や「楽」も出てこられないわけで、「怒」や「哀」を「ネガティブ」といった見方をすること自体、根本的に大きな誤りがあります。ここで、ポジティブ／ネガティブもしくは善／悪という二元論で感情を差別することから、私たちは脱する必要があるのです。

すべての深い感情は、どれも尊重すべき大切な感情であって、「ネガティブは無しにして、ポジティブだけでいきましょう」というのは、曇りや雨なしにいつも快晴でいきましょうということと同じで、それでは砂漠になってしまう。怒りや哀しみの自然な発露は、喜びや楽しみと同じくらい大切なものなのです。

しかし、これは深い感情についての説明です。ですから「怒り」が出なくても嬉しかったり、楽しかったりするという人もいるでしょう。そういうことは浅い感情レベルではもちろんあるでしょうが、もっと根源的で揺さぶられるような感情については、このような秩序があるわけです。

しかし、「ネガティブ」として厄介者扱いされている「怒」が一番上にあるために、人はどうしてもこの井戸にフタをしがちです。精神療法やカウンセリングの中でも、クライアントが変化を始めていくときに、「怒り」が最初に現れてきます。これが、人間が深いレベルで変化し始めるときの重要な兆候です。

しかし、たいがいは周囲の人も本人自身も、「イライラしやすくなってしまった」「以前より怒りっぽくなった」といって、これをマイナスの兆候として捉えてしまいます。この

「怒り」を、感情の便秘を解消してくれるありがたい噴火前の地震なのだと捉えることが出来れば、「感情の井戸」のフタが開くようになっていきます。

感情には鮮度がある

さて、このように「怒」は、「感情の井戸」の一番上にあるために、深い感情すべてが自由に現れてくるための重要な鍵を握っていることがお分かりいただけたと思いますが、それにしてもなぜ「怒り」は「出すべきでないもの」と思われることが多いのでしょうか。

その原因として考えられるのは、みんなが知っている「怒り」というものが、ほとんど目をそむけたくなるような質の悪いものだらけだったからではないかということです。

そこで、「怒」の内容を、詳細に検討してみることにしましょう。

「怒」のボールを図5-2のように拡大してみますと、上のほとんどがｏｌｄな怒りで、下のほんのわずかの部分がｆｒｅｓｈな怒りになっています（「哀」についても同様です）。ｏｌ

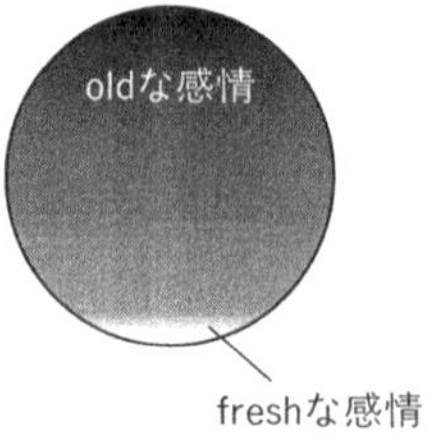

図5-2　「怒」のボール

d／freshというのは、お刺身だと思ってもらえば分かりやすいのですが、oldの方は腐ってしまっていて、すごい腐臭がします。一方freshの方は、新鮮でおいしい。oldな怒りとは文字通り、古い怒りのことです。freshな怒りとは、「今・ここ」に限定された怒りということです。

oldな怒りの方は、歴史があって、過去に呑み込んだ怒りが芋づる式に連なっている。溜《た》め込まれていた分、恨みも大きくかつ腐敗しているので、質が悪いのです。このようなoldな怒りは、出された相手もうんざりさせられるし、出した本人も後味が悪い。たとえば掃除をしていて、ついうっかり花瓶を割ってしまったとします。そこで家族に、「だいたいお前は、いつもそそっかしいんだよ。あの時も○○を壊したし、その前にも……」等々、くどくどと昔の失敗をほじくり返される。「そそっかしい」というのがたとえ正しい指摘であったとしても、言われた方は不愉快で素直に聞ける気分にはなれないし、言った方も後味が悪く、しばらく経ってから「ちょっと言いすぎたかな」なんて反省したりする。反省するものだから、またいろんなことを呑み込んで（つまり「感情の井戸」のフタを閉めて）、心の中にしまっておくようになる。そしてまたoldな怒りが溜まりに溜まってはちきれた時に、同じような悪質な怒りがまき散らされることになるわけです。

残念ながら、世の中で見かける「怒り」のほとんどは、このｏｌｄな怒りです。ですから、幼い頃から両親をはじめとして周りの大人たちのｏｌｄな怒りばかり見てきますと、誰に教えられなくても「怒りは良くないものだ」と思うようになり、そういう人間にならないように「怒らない」スタイルの人格を作っていくわけです。ところが皮肉なことに、そうやって怒りを出さないでいると、井戸の中にはｏｌｄな怒りがたくさん溜め込まれていってしまう。そして、溜まったものがある限度を越えた時、フタが蹴破《けやぶ》られるように爆発が起こってしまう。そして、「ああなりたくない」と思っていた人とそっくりな自分になってしまっていることに気付き、愕然《がくぜん》とするのです。残念ながら、「反面教師も教師」だったのです。

ところで、ｆｒｅｓｈな怒りについて、それがどんなものなのか、イメージできるでしょうか？

「今・ここ」にのみ反応するわけですから、もともと虫の居どころが悪かったり、相手に不満が募っていたりすることはなく、ただひたすら相手のある一つの言動に対してだけ、怒りが発動するのです。これはちょうど、怒らされているような感じになります。ですから、怒るというよりは、叱るという表現の方が近いかもしれません。よくＴＶのサスペンスドラマなどのラストシーンで、主人公が「私なんか生きていなければよかったんだわ」

とか言うと、刑事さんや恋人に「馬鹿なことを言うな！」とパシッとひっぱたかれ、ハッとして「私、間違ってたわ」と迷いから覚めるようなシーンがありますけれど、あんな感じに近い。つまり、邪なるものに対して、天から一発雷が落ちたみたいな感じの怒りなので、後味は爽《さわ》やかで、感動すら覚えることもある。しかも決して後を引かない。そして何より、そこには愛が感じられるのです。

精神療法でこのフタが開き始めますと、必ず最初にｏｌｄな怒りが出てきます。ｏｌｄですから、こちらもそれを聞いていて決して爽やかな気持ちにはなりませんが、その時に「そんなもの出しちゃダメ」とフタを閉める働きかけをしてしまったら、このプロセスは先に進みません。このｏｌｄの時期には、その怒りがまだ鮮度が良かった頃の状態をイメージしながら、古いものが出切ってしまうまでサポートしていきます。出切ってしまいますと、必ずｆｒｅｓｈな怒りが出てきますから、聞いていて心から共感できる内容に変わります。そして次には、「哀」が出てくることになります。こちらも、最初はｏｌｄですから湿っぽい悲観的なものだったりしますが、それも次第にスッと共感できるｆｒｅｓｈな内容に変わってきます。

離人症について

深い感情が「頭」によって強力に抑えつけられてしまった場合に、人間の精神はさまざまな変調を来たしますが、その最たるものが離人《りじん》症です。

離人症状とは、一言でいえば現実感が失われる状態になるもので、自分に起こっている現象も、見るもの聞くもののすべてよそよそしく感じられてしまうものです。「映画でも見ているようだ」とか「スライドを見ているよう」で、自分がやっていることなのに、まるで他人がやっていることを眺めているような感じになります。「悲しい」「頭にくる」「幸せ」「苦しい」など、言葉としては分かっても、その内容が実感できない。もちろん、自分の中から感情が湧き上がってくることはありません。これを、失感情症とも言います。

深い感情が動かないということは、感情が内実を伴わなくなるだけでなく、生き生きとした感覚つまり生きている感じが失われ、言わばロボットのような状態になってしまう。だから離人症と言うのです。

この病態からも分かるように、人間が生き生きと存在するためには、深い感情が自由に動いていることが不可欠なのです。

酒乱のからくり

酒乱は、専門的には「病的酩酊《めいてい》」と言いますが、この状態も感情の抑圧と大いに関係があるので触れておきたいと思います。

これは、酔って暴れたり暴言を吐いたりしている時だけが異常なのだと思われがちですが、問題の中心は、むしろ素面《しらふ》の時にあるのです。酒乱になってしまうのは、素面の時に人に気を遣い、腰の低い人の場合が多いのです。つまり、本来のパーソナリティに対してかなり窮屈な抑制をかけて、普段の自分をこぢんまり作ってしまっている。素面の時に「感情の井戸」のフタを強く抑えつけているわけです。

アルコールは「感情の井戸」のフタを閉めている「頭」のコントロール力を弱めるので、抑えつけられ圧力が高まっていた感情は、爆発的にフタを蹴飛ばし噴出してきます。何しろｏｌｄな怒りが溜まりに溜まっていたのですから、その腐臭たるやすさまじいものがある。しかし、たいていあとで反省が行われますから、またしっかりフタが閉められ、再び「怒り」が溜め込まれていくのです。これも、やはり「反省の悪循環」です。

よく、酒乱の親を反面教師として育った子どもが、皮肉にも後に自分も酒乱になってしまうことがありますが、これもやはり、「反面教師も教師」だからなのです。

心の吐き出しノート

困ったことに、ｏｌｄな怒りの出る時期には、ともするとクライアントが人間関係を壊しやすくなってしまうという問題が生じます。何といっても、長年溜まりに溜まっていた古い怒りが堰《せき》を切ったように出てくるのですから、どうしても周囲の人間に対して行き過ぎた怒りをぶつけてしまいやすくなります。そこで、そういうトラブルを最小限にしつつ、いかにしてｏｌｄな怒りを出し切っていくかということが問題になってくるわけです。

ここで重要なポイントは、「感情の井戸」のフタを開けて怒りを出すということと怒りを口から出すことはイコールでない、ということをよく理解することです。ですから、フタを開けて自分の意識のところには怒りを出し、口からは出さないようにすればよいわけです。具体的に相手に恨みつらみをぶつけるのではなく、自分の中でその感情を承認することで留《とど》めることが出来れば、トラブルは回避できる。理論上はそうです。しかしながら、どうもただ意識で承認するだけではｏｌｄな怒りが成仏《じょうぶつ》してくれない。

そこで私は、文字に書いて怒りを出すことを薦めています。つまり、「心の吐き出しノート」のようなものを一冊用意して、何かモヤモヤしたりイライラわだかまったりしている時には、必ずこのノートに書いてもらうのです。ただしこれは日記ではないので、毎日律儀に書く必要はありません。書きたい時には何ページ書いてもよいし、どんなに大きな字で殴り書きしてもよいし、絵やイラスト入りで描いてもよい。とにかくスッキリするまで書くことがコツです。それから、このノートは決して誰にも見せないこと。もちろんセラピストにもです。

しかし不思議なもので、誰にも見せないノートなのですが、実際最初のうちは、なかなか思う存分書いて吐き出したり出来ない人が多いようです。文字というものが言霊《ことだま》的な力を持っていることと関係しているのかもしれませんが、文字にするのに大変な勇気がいる。しかし、それでも諦《あきら》めずに続けてみているうちに、少しずつ書けるようになり、書くことで自分が軽くなれる実感が得られてきます。そして、はじめは「吐き出しノート」に過ぎなかったものが、次第に、豊かな内容も現れるようになってきて、最終的には内省のための大切なツールに変わっていきます。

ただ悶々と自分の意識の中に留めておくのと、文字にして自分の外に出すのとでは、とても大きな違いがあることは確かで、書いているうちに、芋づる式に自分の中の古い怒りや悲しみなどが順番に現れ、整理され、浄化されていきます。浮かばれない浮遊霊のようであった古い想いたちが、この作業を通じて成仏していく感じです。

この作業は自己分析に通じるものでもあり、また、のちに自分との創造的対話をも可能にしてくれる、大変意義のあるものです。古い時代から人々が「日記」という習慣を大切にしてきたのは、「日記」には元々このような効用があったからなのでしょう。

「偽の心」から生まれる浅い感情

これまで深い感情について考えてきましたが、それでは一方の浅い感情とはどのようなものでしょうか。

よく「感情的」と言われるような感情、これが浅い感情です。この感情は、「頭」から生まれてくるものです。「心」由来の深い感情が「今・ここ」に反応するものであるのに対し、浅い感情は「頭」由来なので、過去・シミュレーションした未来・ここ以外の場所の要素があり、たとえば、過去の出来事を引きずっているものだったり、期待をかけて叶わないことによるものだったり、本来は別の対象に向けられるべき感情であったりするのです。また、「頭」の中にあるポリシーに反することに出くわした時に出てくる感情も、これです。

浅い感情は、衝動的で、その感情を保持できず、すぐにも吐き出さずにはいられないものので、「ヒステリック」と形容されるような性質があります。

「頭」の中で浅い感情が生み出される場所を、「偽《にせ》の心」と名付けることにしましょう

（図5－3）。

第3講で、「頭」が本来使う言葉は、「～すべき」「～してはいけない」という系列であると説明しましたが、この「偽の心」では、それをあたかも「心」由来の言葉のように「～したい」「～したくない」に偽装します。

「会社に行きたいのに行けない」とか「勉強したいのに身体が言うことを聞いてくれない」といった言葉がありますが、これらはよく見ると「偽の心」によって偽装されたものであることが分かります。

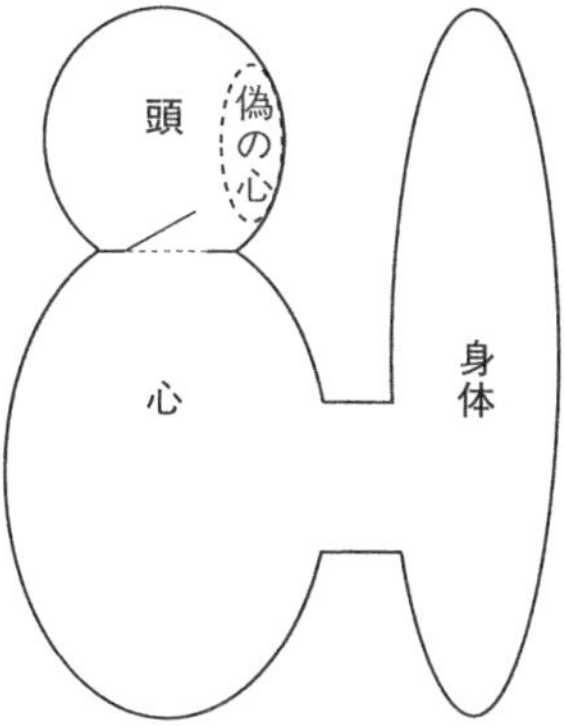

図5－3

もし、「会社に行きたい」が「心」由来の気持ちであれば、「心」と「身体」は矛盾することはないので、「行けない」にはならないはずです。そうしますと、この場合は「行きたい」が偽装された気持ちであることが分かります。ですから、「会社に行くべきだけれど（行きたくないので）行けない」というのが本当のところなのです。しかし、これは本人が意図的にすり替えたものではなく、「偽の心」が自動的にすり替えを行った結果なのです。しかも「頭」がフタを閉めてしまっているので、「心」の「行きたくない」は「頭」によって認識されていません。

クライアントの言葉をこういう観点で聞き分けていくことも、精神療法では重要なポイントの一つだと、私は考えています。つまり、「会社に行くべきだけれど行けない」と言われるよりも、「行きたいのに行けない」と言われる場合のほうが「偽の心」の関与が強いわけですから、問題はより複雑であることが分かるのです。それは、「頭」のコントロールが、より強力かつ巧妙なものになっている状態であることを示しています。ですから、その分「心」は強く抑え込まれているはずで、アプローチする上でも慎重さと粘り強さが必要になってきます。

しかしながら、ある感情について、自分自身で見分けをつけることは決して難しいことではありません。「心」由来の深い感情であれば、必ず「身体」と一致しているはずですし、居ても立ってもいられないような性急さはそこにないはずです。そして、深い感情の場合にはそれを大切にし、浅い感情と分かった場合にはそれに振り回されないようにする必要があります。それは、「頭」自体による自己点検・自己修正の作業であり、「頭」のバージョンアップを行うことにつながるのです。

谷川俊太郎さんの「嵐のあと」という詩の中に、印象的な一節があります。

理性は誤るとしても感情はどうか
泉のように噴き出て尽きることのない感情は
たとえそれが人を破滅に導こうとも
正しい

谷川俊太郎『世間知ラズ』「嵐のあと」より　思潮社

深い感情を信じるということは、「心」を信じて生きることであり、われわれ人間を突き動かしている深い流れ、すなわち「自然」や「運命」を信じるということでもあります。

私たち人間のちっぽけな理性では測り知れないこの深い流れに身をゆだねて生きていくことが、「運命」に身を開いて生きることです。ニーチェも晩年に、「運命」を愛するという意味で「運命愛」という言葉を用い、この境地の大切さを述べています。

駱駝・獅子・小児

ニーチェの『ツァラトゥストラ』のはじめの方に、「三様の変化」という章がありますが、そこでは駱駝《らくだ》・獅子・小児という比喩を使って、人間の変化成熟のプロセスが見事に語られています。少々長いですが、これを抜粋してみましょう。

わたしは君たちに精神の三様の変化について語ろう。すなわち、どのようにして精神が駱駝となり、駱駝が獅子となり、獅子が小児となるかについて述べよう。

畏敬を宿している、強力で、重荷に堪える精神は、数多くの重いものに遭遇する。そしてこの強《きょう》靭《じん》な精神は、重いもの、最も重いものを要求する。

何が重くて、担うのに骨が折れるか、それをこの重荷に堪える精神はたずねる。そして駱駝のようにひざまずいて、十分に重荷を積まれることを望む。

（中略）

すべてこれらの最も重いことを、重荷に堪える精神は、重荷を負って砂漠へ急ぐ駱駝のように、おのれの身に担う。そうしてかれはかれの砂漠へ急ぐ。

しかし、孤独の極みの砂漠のなかで、第二の変化が起こる。そのとき精神は獅子となる。精神は自由をわがものとしようとし、自分自身が選んだ砂漠の主《あるじ》になろうとする。

その砂漠でかれはかれを最後に支配した者を呼び出す。かれはその最後の支配者、かれの神の敵となろうとする。勝利を得ようと、かれはこの巨大な龍と角逐《かくちく》する。

精神がもはや主と認めず神と呼ぼうとしない巨大な龍とは、何であろうか。「汝《なんじ》なすべし」それがその巨大な龍の名である。しかし獅子の精神は言う、「われは欲す」と。

「汝なすべし」が、その精神の行く手をさえぎっている。金色にきらめく有鱗《ゆうりん》動物であって、その一枚一枚の鱗《うろこ》に、「汝なすべし」が金色に輝いている。

(中略)

わたしの兄弟たちよ。何のために精神の獅子が必要になるのか。なぜ重荷を担う、諦念と畏敬の念にみちた駱駝では不十分なのか。

新しい諸価値を創造すること——それはまだ獅子にもできない。しかし新しい創造を目ざして自由をわがものにすること——これは獅子の力でなければできないのだ。

自由をわがものとし、義務に対してさえ聖なる「否」をいうこと、わたしの兄弟たちよ、そのためには、獅子が必要なのだ。

(中略)

しかし思え、わたしの兄弟たちよ。獅子さえ行なうことができなかったのに、小児の身で行なうことができるものがある。それは何であろう。なぜ強奪する獅子が、さらに小児にならなければならないのだろう。

小児は無垢《むく》である、忘却である。新しい開始、遊戯、おのれの力で回る車輪、始原の運動、「然《しか》り」という聖なる発語である。

そうだ、わたしの兄弟たちよ。創造という遊戯のためには、「然り」という聖なる発語が必要である。そのとき精神はおのれの意欲を意欲する。世界を離れて、おのれの世界を獲得する。


ニーチェ『ツァラトゥストラ』第一部「三様の変化」より　手塚富雄訳　中公文庫

ニーチェは、人間のあるべき姿を「超人」と名付けました。だから、人間は成熟して「超人」になるべきものだと彼は考えていました。「超人」という言葉がスーパーマン的に響くのでちょっと抵抗を感じるかもしれませんが、これは「本当の自分」ということを言っているのです。ですから、何も特別なことではありません。この「三様の変化」は、そこに向かう人間のプロセスを物語的に語っている章なのです。

ここには出てきませんけれど、ニーチェは人間の成熟していく変化を「没落」と言っています。これは、成熟とは反対の感じがする言葉ですが、彼にははっきりとした意図がありました。彼は偽善的なキリスト教道徳に大変反発を感じていて、キリスト教が「昇天」などのように上昇のイメージで救済を表しているので、あえて逆方向の「没落」を用いたのです。ですから、「没落」とは、キリスト教道徳から見れば堕落に映るだろうが、ニーチェは、そこにこそ人間の真の成熟があるのだと言いたかったわけです。

さて、このプロセスには三つの段階があって、最初、人間は駱駝として描かれています。

駱駝は、従順さ、忍耐、努力、勤勉さ等の象徴です。「遠慮なく重いものを積んで下さい、もっと重いものはありませんか?」と望むような存在です。駱駝は元来、龍の存在によって駱駝にさせられたのでした。この龍は「汝なすべし」という名前の龍で、「私は絶対者なのだから、私の言うことを聞いていればいいのです」と言う。つまり、龍以外の主体性を認めず、ただ龍に従順に従えと命ずるのです。従っている限りは、あなたを守ってあげましょうということです。ニーチェは、キリスト教倫理の権化《ごんげ》として龍を描いたわけですが、このように人間に盲従を強いるようなものはどれも龍だと考えてよいでしょう。

この駱駝が、ある時自分が窮屈であることに気付きます。そして、駱駝は獅子に変身し、この龍を一気に倒してしまう。そして獅子は自由を獲得します。つまり、自分の場所や主体性を獲得したのです。この獅子の言葉は、「われは欲す」です。ここで「われ」すなわち一人称の自分が誕生したわけです。この獅子は「怒り」の化身です。去勢されていたような駱駝が、自分の不当な扱われ方に疑問を感じ、「怒り」の爆発とともに獅子に変身し龍を倒したのです。

このようにして「われ」を獲得した獅子は、そこで終わるのでなく、つぎに小児に変身します。この小児の言葉は、「然《しか》り」です。「然り」とは「その通り」という意味で、別の言い方をすれば、「すべてはあるがままに」ということです。

小児は、創造的な遊びに没頭します。これはとても重要な点です。自由を獲得するために一度獅子になるが、そのあと獅子の「われ」は消えて「あるがまま」の小児になり、純粋無垢で無心に創造的な遊びに没入していく。これが、人間の究極の姿なのだということです。

クライアントもセラピーが進んで変化していくにしたがって、たいてい、何らかの創造を行うようになります。絵を描くようになる人もいれば、料理に深く関わっていくようになる人もいる。義務的に感じていた家事や子育てが創造的なものに感じられるようになり、日常生活が新鮮な発見に満ちたものになって、文章や詩にそれを表したくなったり、また新しい仕事をクリエイトする人も出てくる。それはもう、多種多様です。いずれにしても「創造的遊戯」をするような人生に変わります。新しい自分になって、第二の人生を生き始めるのです。

クライアントがはじめて相談にやって来るときには、例外なく「駱駝に疲れてしまって……」とか、「獅子にちょっとは成ってみたけれど、やっぱり間違っていたんじゃないか」と思っているような状態なのです。「獅子には成ってみたけれど……」という人たちは、「攻撃的」「衝動的」「問題行動が頻発」といった評価をされてしまって周りから持て余されていることも少なくありません。私から見れば、それは駱駝にうんざりして「怒り」で自分を確保し始めた大事な時期なのです。それは一見、周囲と戦っているようですが、実は「自分になる」ための戦いを行っているのです。この大切な「怒り」をセラピストが尊重できるかどうかが、セラピーの大きな分かれ目になります。「攻撃性が高まっていて、衝動コントロールが悪い」と表面だけを見て、力ずくで駱駝に戻そうとする治療もよくありますが、それでは「腐った駱駝」しか生み出しません。

戦いの時期が過ぎますと、確かな自分を持つことができると同時に、次第に自分が純化されていきます。これが小児なのですが、これはただの小児ではなく獅子を通ってきた小児です。ですから、純粋・繊細であると同時にゆるぎない自分を備えた強さがあります。ガラス細工のような脆《もろ》さとは、もはや無縁です（このことについて、第8講でも詳しく触れます）。

世のほとんどの大人たちが立派な駱駝になることを善《よ》しとしている状況の中で、獅子に目覚めた人間は孤軍奮闘になりがちです。こうした人に対して、この駱駝から獅子への変身という大事な局面を理解し援助する人間が一人でもいることが、大きな心の支えになるのです。

小さな「怒り」から大きな「怒り」へ

「怒り」というものは良質であればあるほど、より大きな対象に向かうようになります。個々の人間に対する小さな「怒り」ではなく、より根源的な対象への「怒り」になるわけです。

この大きな「怒り」は、社会的視点、歴史的視点、宗教的視点、哲学的視点、そして芸術的・文学的視点などを生み出し、真の知性を呼び覚ましてくれます。大きな「怒り」は、それ自体クリエイティブであり、生きることに新たな指針を与えてくれます。自分ということを超えて、天命のようなものに通じていく。こういうことを果たすために自分は生まれてきたのか、と知らしめてくれる。真の「怒り」は、そういう面があるように思います。「愛の怒り」とでも言うべきでしょうか。

ところで、これは「怒り」についてだけでなく深い感情すべてについて言えることではないかと思います。つまり、深い感情はすべて「愛」の表れなのだということです。一方、浅い感情はすべて「欲望」の表れであると言えると思います。この「愛」と「欲望」ということについては、続く第6講で詳しく採り上げてみたいと思います。

第６講
愛と欲望

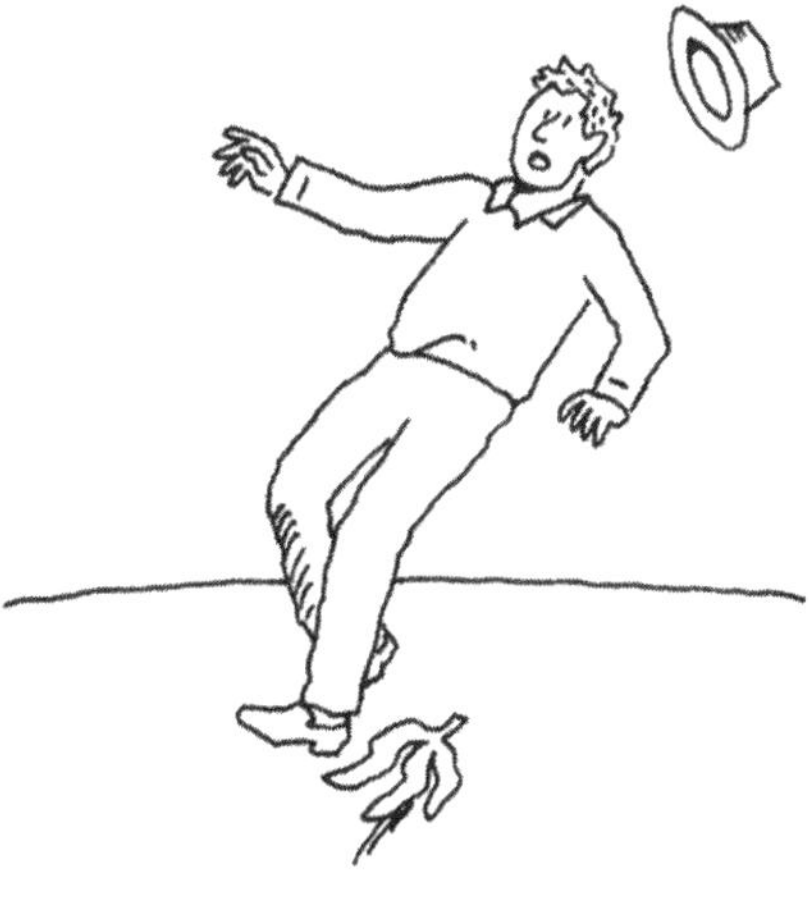

よく、「私は孤独なんです」とか「孤独に耐えられません」といった言葉を聞きますけれども、この「孤独」というものについて考えることは、「愛」を明らかにしていく上でも、とても大切な基礎になります。

「孤独」と「孤立」

「孤独」に似たもので、「孤立」という言葉があります。この二つを並べてみて、両者の違いについて考えてみましょう。

> われわれが、われわれと同じ仲間といっしょにいることで安んじているのは、おかしなことである。彼らは、われわれと同じに惨めであり、われわれと同じに無力なのである。彼らはわれわれを助けてはくれないだろう。死ぬときはひとりなのだ。
> したがって、人はひとりであるかのようにしてやっていかなければならないのである。……
>
> パスカル『パンセI』二一一より　前田陽一・由木康訳　中公クラシックス

もちろん誰でも分かっていることですけれど、われわれは一人で生まれ、一人で死にゆく存在です。どんなに誰かと愛し合おうが仲が良かろうが、死ぬときは一人である。すると、この「孤独」というのは、何かそんなに困ったことなのだろうか。むしろ、人間がみんな背負っている当り前の状況なのではないか。こう見ることが出来るでしょう。

そう考えていくと、「孤独でつらい」という話を聞いたときに、どうも、その人の中に「孤独であってはならない」という思い込みがあることが分かってきます。また、どうも世の中に「孤独」でない人が居るとも思い込んでいるらしい。しかも、「孤独」を「孤立」と混同しているのではないかとも思われます。

「孤立」はある集団内で独りぼっちになってしまった状況を表すのに対して、「孤独」は人間すべてがそれぞれ個であるという、避けようのない状況を指しているものと定義付けることが出来ると思います。ですから、「孤独」でない人間など、この世に一人もいないわけですし、「孤独」は避けたり出来るものではないのです。

「孤独の否認者」と「死の説教者」

「孤独」に向き合おうとしない人たちには、二通りのタイプがあります。

一つは、見なかったことにしてしまう「孤独の否認者」たち。彼らは、「人は独りではない」「君は孤独なんかじゃない」といった口当たりの良いメッセージを自分にも周囲にも撒《ま》き散らしながら、他人にしがみ付き、決して深淵をのぞきこまないように、日々、気を紛らすことに専念します。ですから、彼らはいつも誰かと群れずにはいられない。そして、頻繁にメールや電話で誰かとつながっていることを確認せずにはいられないのです。

もう一つは、「孤独」というものをチラッと見ただけで、何か恐ろしい無限の闇と思い込んでペシミズム（厭世《えんせい》主義）に陥るタイプです。見なかったことにしてしまった「孤独の否認者」よりは、入口だけでも見た分、ましと言えなくもないのかもしれませんが、このペシミズムが極まっていったり周囲に伝染した場合には結構やっかいなことになります。このタイプの人たちは、「孤独の否認者」たちを嘲笑し、自分たちが最も深く人間や「孤独」について知った者である、と自負していることが多いようです。この優越感情こそが、彼らの存在価値に栄養を与えているのです。

その小さな誇りは、人を食ったような独特の雰囲気を醸し出します。彼らの「諦めの哲学」は、考えなしで無抵抗な「孤独の否認者」たちを巻き込んでゆくことに最大の喜びを感じます。よく進学校の女子生徒のグループなどで、太宰治の本などが愛読され「生まれてきてごめんなさい」的ペシミズムが格好のよい思想としてもてはやされたり、リストカッティングが勲章になったりすることも起こっているようです。

ニーチェは、この種の人間を「死の説教者」と呼び、厳しく非難しています。


かれらのあいだにはこのような恐るべき者たちがいる。その者たちはおのれのうちに猛獣を住まわせて歩きまわり、快楽にふけるか、おのれの肉を引き裂くか、――この選択以外には、なんの選択もしない。こういう者たちにとっては、おのれの肉を引き裂くことも、快楽にほかならぬ。

かれら、この恐るべき者たちはまだ人間にさえなっていない。だから、ひとには生からの離脱を説教し、自分は生から立ち去るがよい。

また、死の説教者のなかには、魂の結核患者がいる。かれらは生まれるやいなや、早くも死のなかに足を踏みこみ、倦怠と諦念の教義にあこがれるのだ。

かれらは、つねに死人であろうとする。われわれはかれらのその意志を承認しようではないか。そして、これらの死人の眠りをさまたげないように、これらの生きている棺《かん》をそこねないように、気をつけようではないか。

病者、老者、または死骸に出会うと、かれらはすぐに言う、「生は否定された」と。

しかし否定されたのは、ただかれら自身である。生存のただ一つの面をしか見ないかれらの目、それが否定されただけである。


ニーチェ『ツァラトゥストラ』第一部「死の説教者」より　手塚富雄訳　中公文庫

このような「死の説教者」に向かって、「孤独の否認者」が浅はかな楽観主義やきれい事の道徳を説いているという光景がありますが、自傷行為に耽溺《たんでき》し「自殺志願者」であるような人に対して、いくら「命はかけがえのないものだ」「生きることは素晴らしい」「自殺は周囲を悲しませる大変な罪だ」などと説いても、彼らの屈折した優越感を増大させることにしかなりません。

それでは、このような「死の説教者」に対して一体われわれは何が出来るのでしょうか。

それは、「孤独」ということについて本物の認識を持つ人間が、自分自身のたどってきた経験に基づいて「あなたが最後の暗闇と思い込んでいる『孤独』には、まだその先がある。そこには、暗闇ではなく、別の風景が広がっているのだ」と告げることなのです。

賑やかな孤独

それでは、その先の「孤独」の風景とはどんなものでしょうか。それは、意外にもこんな風景です。

一人でいるのは　賑《にぎ》やかだ
賑やかな賑やかな森だよ
夢がぱちぱち　はぜてくる
よからぬ思いも　湧いてくる
エーデルワイスも　毒の茸《きのこ》も

一人でいるのは　賑やかだ
賑やかな賑やかな海だよ
水平線もかたむいて
荒れに荒れっちまう夜もある
なぎの日生まれる馬鹿貝もある

一人でいるのは賑やかだ
誓って負けおしみなんかじゃない

一人でいるとき淋《さび》しいやつが
二人寄ったら　なお淋しい
おおぜい寄ったなら
だ　だ　だ　だ　だっと　堕落だな

恋人よ
まだどこにいるのかもわからない　君
一人でいるとき　一番賑やかなヤツで

あってくれ

茨木のり子『おんなのことば』「一人は賑やか」より　童話屋

たいへん親しみやすい言葉で書かれた詩ですが、しかしとても大事なことが書かれていると思います。自分にはパートナーがいないとか、友達がいないとかそういうことで「孤独」を嘆いている人もいますが、そういう人たちは「孤独」が淋しいものだという固定観念を持っています。そして、自分が賑《にぎ》やかになるためには、誰か他の人が一緒にいてくれることが必要だと思い込んでいるわけです。

しかし、私たちは映画を見る時も、本を読むのも、物を食べることも、実は一人一人がやっている。どんなに大勢並んで同じ映画を見ていても、それぞれ一人で見ているのです。もちろん、後で感想を言い合ったりすることはあるでしょうが、やはり一人で見て感じたことには変わりがない。ですから、一人としての充実をきちんと見つめないと何も始まらないし、誰かといなければ幸せになれないわけではないのです。

「依存関係」が「孤独」を解消してくれるように勘違いしている人もいますが、この詩で言われているように、「一人でいるとき淋しいやつが二人寄ったらなお淋しい」わけです。寄りかかり合い、もたれ合って、最初はそれも可愛いとか安心すると錯覚するにしても、ある時必ず、どちらかがウンザリして鬱陶《うっとう》しく思うようになってしまいます。

人間というものは、脚力と同じで、自分一人を支えるくらいの力しか持たされて生まれてきていませんから、他人の分まで背負うことはできない。ですから、夫婦・恋人・友達・親子といった親密な人間関係でも、また治療関係においても、それぞれが自分の足で立っていて、たまたま同じ方向に向かって、並んで歩いているに過ぎないことをわきまえる必要があるのです。

よく、ある時期まで二人同じ方向に同じスピードで歩いていたけれども、ある時片方の人が立ち止まってしまって、二人が嚙み合わなくなり、別れたりすることもあります。それは、とても自然なことです。夫婦関係も親子関係も、もちろん友人関係も、それは永続的に保証された関係ではないのです。日々、人間は変化するものです。その変化する存在同士が結び合う関係というものは、日々変化して当然なのです。しがみついたとしても、そうすればするほど相手の気持ちは離れていってしまいます。安住できる固定的な人間関係は存在しないのです。

ですから、それぞれが自分らしく日々を生き、そして今の自分に見合った人間関係を、日々新しく結ぶ必要があるわけです。たとえば夫婦関係にしても、極端に言えば、毎日この人と結婚したいと思うからたまたま夫婦であることが続いているに過ぎないものであるはずです。

他者の予感

さて、先ほどの詩で「恋人よ」と呼びかけている最後の部分に目を向けてみましょう。「一人」について語っていたはずの詩に、ここで他者が登場します。それは「まだどこにいるのかもわからない　君」ですが、この未知なる「君」は、今は「どこにいるのかもわからない」けれども、将来必ず出会うはずの「恋人」なのです。

この「恋人」は、自分と同じように賑やかな「孤独」を持っている者であってくれ、と呼びかけられているのですが、当然、そういう相手でなければ恋は成立しないでしょう。この恋は未知のものではありますが、しかし単なる願望や希望の産物というよりも、ここには確信に満ちた他者の予感が感じ取れます。

さて、この他者の予感を生み出しているものは、いったい何でしょうか。

万有引力とは
ひき合う孤独の力である

宇宙はひずんでいる
それ故《ゆえ》みんなはもとめ合う

宇宙はどんどん膨《ふくら》んでゆく
それ故みんなは不安である

二十億光年の孤独に
僕は思わずくしゃみをした

谷川俊太郎『二十億光年の孤独』「二十億光年の孤独」より　北星堂書店

「孤独」は自然にひき合う「万有引力」を持ち、また「万有引力」があるからこそ、人は「孤独」でいられるのだという密接な関係を、谷川さんはこの詩で、さらりと言い当てています。彼が「万有引力」と言ったものは、茨木のり子さんの詩で未知の恋人を予感させたもの、すなわち「愛」のことなのです。

「万有引力」は、「愛」のメタファー（隠喩）として、実にうってつけのものだと思います。宇宙の無限の闇の中に、星々は「孤独」に浮かんでいる。しかし、その星々は互いに「万有引力」によって結ばれている。「孤独」あるところには必ず「愛」が生じる。しかしまた「愛」は、それぞれが「孤独」であることを前提としている。「孤独」の世界は、この「愛」によって賑やかさが与えられている。だから「孤独」とは、決して冷たい死の闇ではないのです。「孤独」に足を置いた者の最低限の想像力によって、他者も自分と同じように「孤独」という状況を生きていることに気が付くこと。それが「愛」の出発点なのです。

しかし、ここで私たちは注意しなければなりません。この「愛」という言葉ほど、手垢にまみれ、誤って使われているものもないからです。「愛」という言葉は「孤独」という前提なしに用いられると、依存、支配、執着、性欲、虚栄心、強制、偽善などを偽装する偽りのレッテルと化します。常に「愛」を論じるときに起こる混乱は、「愛」の定義が曖昧であることから来ていると考えられます。

愛と欲望

さてこれから、最も大切なことについて考えていきたいと思います。「愛」とは何かということです。

このテーマは、人間について考えていく上で欠かせない重要なものですけれども、意外に「愛」を真正面から論じたものは少ないのではないかと思います。心理学や精神分析でもいろんな現象を「愛」をキーワードに使って説明してきているのですが、その割には、基礎となるはずの「愛」の定義をきちんとしているものは少ないのです。

そんな中で、エーリッヒ・フロムの『愛するということ』は、真正面から「愛」を論じている数少ない名著の一つです。

……幼児の時の愛は《私は愛されているゆえに愛する》という原則に従っている。成熟した愛は《私は愛するゆえに愛される》という原則に従っているのである。未成熟の愛は《私はあなたを必要とするゆえに愛する》といい、成熟した愛は《私はあなたを愛しているので、あなたを必要とするのだ》という原則に従っているのである。

エーリッヒ・フロム『愛するということ』より　懸田克躬訳　紀伊國屋書店

フロムはこのように「愛」というものを、「成熟した愛」と「未成熟の愛」に分けて考えました。しかしこの説明だけでは、もうひとつスッキリしない感じがします。いっそ、成熟した本物の「愛」だけを「愛」と呼んで、そうでないものは「欲望」としてしまった方が、より両者の違いが明確になるのではないかと思うのです。

そこで私は、次のように「愛」と「欲望」を定義してみたいと思います。

愛とは、相手（対象）が相手らしく幸せになることを喜ぶ気持ちである。
欲望とは、相手（対象）がこちらの思い通りになることを強要する気持ちである。

「欲望」は、フロムの言う「幼児の未熟な愛」に、「愛」の方は「成熟した愛」に相当すると思います。もっと詳しく言いますと、「愛」は、無償であり、見返りを期待することがないものです。一方の「欲望」は、たとえわずかであってもgive & takeというか、駆け引き的要素が含まれている。そこには、相手を操作しようとする意図が込められており、コントロール志向であると言うことも出来るでしょう。また、「愛」が「心」由来であるのに対して、「欲望」は「頭」に由来するものだと言うことも出来ます。つまり「欲望」は、「偽の心」の産物なのです。

そう考えますと、人間が「禁断の木の実」を食べたということは、すなわち人間が「欲望」というものを持ってしまったことなのだとも言えるわけです。

偽装された「欲望」

親子関係の中などでよく見られることですが、「あなたのためよ」と言ってズレたものが押しつけられることがあります。「あなたのためを思って言っているのよ」という言葉が、よくよく吟味してみると「親の体面を汚さないでほしい」とか「親の思う通りになってほしい」だったりする。しかも厄介なことに、それは「親の愛」だと世間では美化され正当化されている。しかし、「親の望む通りに」ということは、どんなに「親の愛」として偽装したとしても、その正体はやはり「欲望」なのです。

スイスの心理学者アリス・ミラーはそれを「愛という名の暴力」と呼びましたが、このように「愛」に偽装された親の「欲望」ほど、子どもを歪《ゆが》めるものはありません。むしろ悪意の方がまだ罪が軽いくらいです。なぜなら、自分に向けられた悪意に対して、人は拒絶や反発をする余地がある。しかし、「良かれと思って」と相手の善意によって自分に向けられたものについては、拒絶も反発もしづらいものです。たとえば親しい人から「これ、あなたが喜ぶと思って買ってきたの。大事にしてね！」と、まったく自分の趣味に合わないお土産をもらってしまって、捨てるわけにもいかず、かといって飾る気にもなれず……という状況と同じで、不本意ながらも受け取らざるを得ない。これは、大変な苦痛です。

「愛」と「欲望」の区別がつかない人は、「良かれと思って」というものを「愛」だと思い込んでいて、相手を窮屈にしていることに鈍感です。しかも、「良かれと思って」の裏に、相手に「感謝されたい」といった自分の「欲望」が潜んでいることを自覚していません。「感謝されたい」と思うのは自然な気持ちではないかと思う人もあるかもしれませんが、それはやはり相手に何かを強要しているコントロール志向であることに変わりありません。ですから、「悪気があったわけじゃなし、あなたに良かれと思ってしたことなんだから大目に見て」というわけにはいかないのです。

「愛」の定義の「相手が相手らしく」というのは、相手が自分のものになるということではありません。ですから、「愛」ゆえに別れるということも当然あり得ることで、何ら矛盾しないのです。ヴェルディのオペラ『椿姫』で、ヒロインのヴィオレッタが愛ゆえに恋人の前から姿を消す場面がありますが、観客はそこに痛いほどの愛を感じ、感動するわけです。逆にこれが「欲望」だったら絶対に別れはしない。暴力夫みたいに「別れたら殺してやるぞ」みたいな感じで、脅してでも自分のそばに置いておこうとする。これはもう「愛」とは決定的に違うものでしょう。

これを子どもへの問題に置き換えてみれば、「愛」であれば子どもの子どもらしい進路選択や親からの独立を喜ぶはずですが、「欲望」の場合には、子どもを親の希望するような進路に進ませたいし、いつまでも自分のそばにいて欲しいという話になる。しかも、ここで必ず「あなたの将来を思って言っているのよ」というすり替えが行われるのです。

よく「お子さんには将来何になって欲しいと思いますか?」という質問がありますが、

そういう質問自体が親の「欲望」を前提にしているということが、はっきり見えてくると思います。

明王の愛

それでは、「愛」とはどういう形で現れてくるものなのでしょうか。

一般的には、優しさや共感すること、また受け容れる包容力などをイメージするかもしれません。しかし、「愛」の姿はそれだけではありません。

仏像で明王《みょうおう》というものがあります。たとえば不動明王とか愛染《あいぜん》明王などをご覧になったことがあると思いますけれども、ものすごく恐い顔をして、何かを叱りつけているような形相《ぎょうそう》をしています。しかし、あれも仏の顔なのです。穏やかな顔をした如来や菩薩だけが仏なのではなく、一方に明王の姿があるということが、とても意味深い。

これは「愛」の怒りなのです。つまり、邪なるものに対する怒りがそこに表されているわけです。キリスト教でも、レクイエム（死者のためのミサ曲）には「怒りの日」という章があって、最後の審判における神の怒りを畏《おそ》れる内容が謳《うた》われています。このように、怒りも「愛」の重要な側面なのです。

谷川俊太郎さんが写真家アラーキーとコラボレーションした異色の詩集の中に、こんな鋭いフレーズがあります。

やさしさしかなかったんだね、
でもやさしさは愛じゃない、
やさしさはぬるま湯、
私はふやけてしまったよ。

ひっぱたいてくれればよかったのに、
怒り狂ってほしかったのに、
殺してもよかったのに。

あなたは私を誉めたたえてばかりいた、
その眼鏡の奥のひんやりしたふたつの目で、
男の、
欲望の、
きりのない、
みのりのない、
やさしさで。

谷川俊太郎×荒木経惟『やさしさは愛じゃない』より　幻冬舎

五本のバナナ

さて、この辺まで来ると「そうは言っても自分は聖人君子じゃないんだから、人に欲望を向けずに愛だけを向けるなんて出来そうにない」と思われる人もいるかもしれません。確かに、そこが最も肝心なところです。どうやったら私たちは「愛」の存在になれるのかということ。これはすごく難しい。うっかりすると、「愛」のつもりが「欲望」になってしまうわけですから。さて、いったいどうしたら「愛」そのものが可能になるのでしょうか。そこで、ある仏教の入門書にあった話をもとに私が考えた〈五本のバナナ〉というお話をご紹介しましょう。

バナナに目がない日本人旅行者が、ある貧しい国で旅行をしています。

その国は大変な暑さで、道ばたには物乞いがたくさんいます。中には飢えていて、実に哀れな様子の者もあります。そんなとき彼は、ある飢えた物乞いの姿を目の当たりにして、何か施しをしようと考えました。

彼はちょうど大好物のバナナを五本持っていました。普段の彼は、三本食べると満腹になって満足します。さて、そこで彼は、自分で食べるのは二本で我慢することにして、残りの三本を気の毒な物乞いにあげたのでした。しかし、この物乞いはバナナが嫌いらしく、一言のお礼も言わず、目の前で「こんなものいらない」と、地べたにバナナを投げ捨てたのでした。

さて、バナナをあげた彼は、いったいどんな気持ちになったでしょうか。

きっと「何て恩知らずな奴だ。せっかく私が我慢して恵んでやったのに、感謝もなければ、それどころか捨てるなんて、ひど過ぎる！」と怒り心頭でしょう。

しかし、もし自分でお腹いっぱい三本を食べてしまって、残り二本はどうせ持っていても暑さで腐ってしまうだけだからと、二本だけを物乞いにあげた場合には、この物乞いが同じように捨ててしまったとしても、そもそも自分でも捨てたはずなのですから、それほど腹は立たないでしょう。この一本の違いが、「愛」と「欲望」の違いを生むのです。我慢してあげた一本は、感謝という見返りを期待してしまっている「偽善のバナナ」になるのです。

相田みつをさんが、「人の為に善いことをすると書いて偽善」と書いたものを見たことがありますが、まさしくこれです。この我慢をした一本に何が込められているかといえば、それは同情心です。しかし、その奥に「感謝してほしい」ということや「善い人と思われたい」「善いことをしたという自己満足が欲しい」などが潜んでいます。それは、善い行いのように見えて、やはり「欲望」です。同情心というものは、例外なく内実がこうなっているものです。

一方、「たまたま余ったので、捨てる代わりにご自由にお役立てください」という場合には、仏教で言うところの「喜《き》捨《しゃ》」、つまり喜んで捨てるという行為に相当するものになります。これが、「欲望」を捨てられないわれわれに出来る、嘘偽りのない「愛」の行為なのです。もちろん、人間として成熟していって「欲望」の割合が小さくなればなるほど、「愛」に使える部分は大きくなってくるでしょう。一本で十分満足になれば、四本を喜捨できるわけです。しかし、本当は三本欲しいのにやせ我慢をして行動したときには、どこかでひょっこり「欲望」が顔を出してくる。これが偽善です。マザー・テレサと同じ行動をまだその境地にない人がやっても、どこか質的に違うものになってしまいます。ですから、表面だけ善人のように整えてもダメで、等身大でなければ内実が不純なものに変わってしまうのです。

ですから、「愛」のために私たちに出来る第一歩は、逆説的ですが、まず自分をきちんと満たしてやることなのです。ところが面白いことに、人間は自分を満たしても、必ずいくらかは余るように出来ている。この余った物を使ったときには「愛」の行為になる。ここが大事なポイントだと思います。そういうわけで、バナナは五本であったのです。

生まれたての赤ん坊は五本食べなければならない。フロムのいう「未熟な愛」です。しかし、その後の成長によって自分に必要な本数は少しずつ減っていくのです。生きているうちに何本にまで減らせるのか、それはその人にかかっているわけです。

生きがいを求める「欲望」

ボランティアについても、同じようなことが言えると思います。阪神淡路大震災のときにいろんなボランティアが駆け付けました。ところが、そういう人たちの中に、生きがいを求めて駆け付けた人たちもあったようです。あとで被災者の一部から、「ボランティアに来てくれるのはいいんだけど、ありがた迷惑なことも結構あった」という感想が聞かれたようです。「自分たちでも出来るようなことまで手伝われてしまって、そこまでされては自分たちが何もできない人間になってしまう」と。

ボランティア活動というものは、生きがいを求めて行うべきものではありません。つまり、被災者という弱者を、助けるという名目で「欲望」の対象にしてはならないということなのです。これは実に見落とされやすいところではないかと思います。

私たち医療関係者も、困っている人を相手にしているわけですが、決してそこに生きがいを求めてはならないのは同じです。自分が生き生きしたいからとか、他人に必要とされることで自分の存在価値を確かめたいからといった動機で医療行為を行うことは、患者さんを「欲望」の対象にすることです。そうすると、そこには必ず「偽善のバナナ」が混入してしまい、患者さんが指示通りに薬を飲まなかったことにヒステリックに怒ってしまったり、「先生だけが頼りです」と言われることが嬉しくてどんどん依存させてしまうような関わり方をしてしまったりすることになりかねない。これは、教育・福祉・宗教など、自分より弱い立場にある人間を相手にする職業すべてについても当てはまることではないかと思います。

自分の生きがいは、他人を巻き込まずに自分自身できちんと得ることがまず大切な基本だと思います。そのベースがあってはじめて、他者と「欲望」を混入しない関係が結べることになるわけです。これがわれわれが誰にでもできる、「愛」への道筋ではないかと思うのです。

空海の思想

「欲望」を滅却してはじめて「愛」の存在になれるんだというふうに、多くの宗教は言ってきたし、私たちもたいていそう思い込んできました。しかし、このように考えてきますと、本当のアプローチは違うのではないか。むしろ、自分のなかにある「欲望」に正直に向き合うことによって、「愛」が生まれてくる可能性が開けてくるんじゃないだろうかという考え方が見えてきます。

これに気付いていたのが、あの弘法大師・空海でした。空海の開いた真言密教で用いられる『理趣経《りしゆきよう》』というお経がありますが、これについて解説した本から引用してみます。

> このように理趣経の説くところはふつうの仏教経典とまったく違ってきます。それは何かというと、理趣経は「あれはしてはいけない、これもしてはいけない」とあちこちから手足をがんじがらめにして、倫理的な教えを説き示そうというお経ではありません。結局、人間の生、生きているということの根源に立ちかえってもう一度考え直してみようではないか、というお経なのです。
> 欲望というのも生きていることの一つの証《あかし》であるわけですから、欲を矯《た》める――「角《つの》を矯《た》めて牛を殺す」――ようなことはするなということです。「もっと大きなものに育てていこう」と説くので、まず「大欲」という言葉が出てきます。私たちのあるべき姿というのは、欲望を大きく育てることです。大きな欲というのは、自分を残していません。自分のための欲ではない、一切衆生《いっさいしゅじょう》のための欲望なのです。……
>
> 松長有慶『理趣経』より　中公文庫

ここでまさに、「欲望」というものをどんどん「大欲」に膨らましていくことによって、「愛」が生まれてくると教えています。「大欲」とは、より深く本質的な魂の満足に向かうということだと考えてよいでしょう。バナナで言えば、お腹だけの満足を求めている時には三本必要であったものが、「大欲」で心の満足の方に重心が移って一本で満たされるようになる感じです。

このように、空海にはいわゆるお説教じみた禁欲的な教えとは全く逆の考え方があります。ここで「欲を矯《た》める」として言われていることは、空海は「遮情《しゃじょう》」とも言ってこれを戒めています。ただ禁欲的にすることが正しい道だと信じ込んでいる人は、表面的には煩《ぼん》悩《のう》を減らしているように見えてもそれは偽物で、むしろ生命の持つ本当のエネルギーや深い知恵から遠ざかっていく間違った道であるということを、空海は見抜いていたのです。

> ところが、密教は煩悩即菩《ぼんのうそくぼ》提《だい》を高唱する。いちずに煩悩を否定し去って菩提、すなわちさとりを得るのではなく、煩悩さながらに煩悩が菩提となるのである。いわば煩悩の絶対肯定において、煩悩がそのまま菩提に価値転換するわけである。煩悩の根を断ち切ったならば菩提そのものも得られないと説くのが、真言密教の根本的立場なのである。（中略）自我をまっこうから否定してしまうのではなく、自我の絶対肯定を透過することによってのみ、かえってそこに否定的な意味の無我の底に真実の自我である大我の存在を発見する。煩悩にまみれた自我があればこそ、それが清らかなさとりの大我への転機となるものでなくてはならない。
>
> 宮坂宥勝・梅原猛　仏教の思想9『生命の海〈空海〉』第一部より　角川文庫ソフィア

空海は「煩悩即菩提《ぼんのうそくぼだい》」という言葉で、通常は煩悩が菩提（悟り）から最も遠いものと考えられているところに、むしろ煩悩を率直に認めることが菩提へ通じる道であるということを言っているのです。

「欲望」より「愛」の方が大切であるとどの宗教も同じく言っているわけですが、しかしそこから短絡的に「欲望を抱いてはならぬ」と言ってしまいますと、どんどん本質からズレていってしまいます。目標地点は正しいが、アプローチの道筋が違うので、決して行き着けないものに変質してしまう。そういう問題は、宗教一般に起こりやすい一つの落とし穴なのではないかと思われます。

第7講
内なる太陽
〜自家発電する愛〜

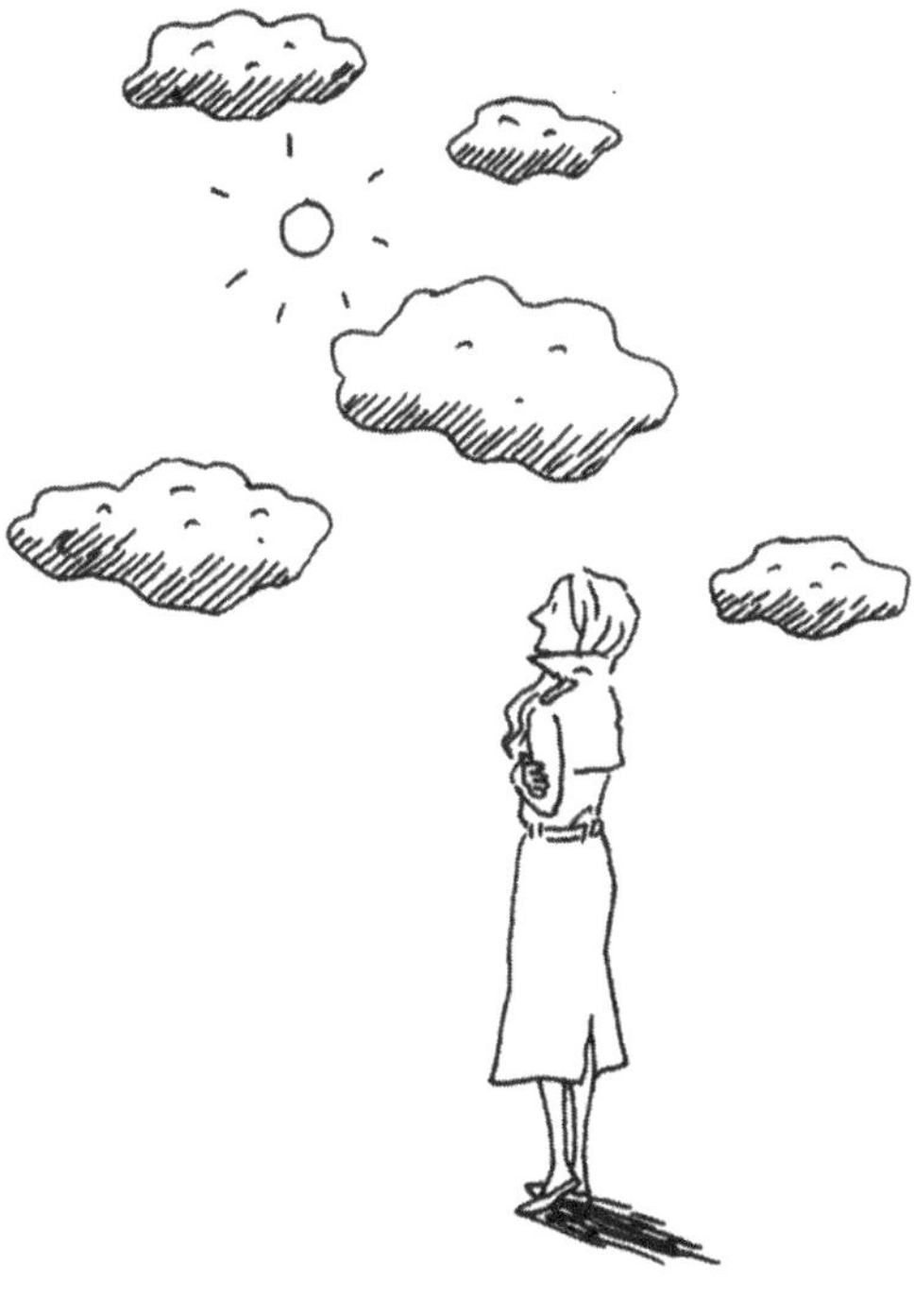

前講では「欲望」と対比して「愛」について考えてきましたが、何しろ「愛」は大きなテーマですからまだまだ続きがあります。

太陽のメタファー

「愛」についていていろいろ調べてみると、面白いことに東洋でも西洋でも、太陽に喩《たと》えられていることが多いようです。興味深いので少しご紹介しましょう。

そこに、お日さまに大という字をつけるのはなぜか、現実のお日さまに対して、大日如来というのは、どういった意味で大がついているのかといったことが説明されています。（中略）大日如来というのは、どんなところでも光り輝く。大日如来の大は、昼、夜なしに輝くという意味の大でありま す。（中略）大日如来のお日さまというのは、日なたも日陰もなしに、いつも暖かさを送り届けてくるというので、大がつくのです。

お日さまの役目は光と熱、そしてもう一つ役目があります。それは、ものを育てる力を与えるという役目です。（中略）生きとし生けるものの一切を育てる役目をしているのが、この大日如来なのです。……

松長有慶『理趣経』より　中公文庫

しかし、これが理解されるためには、主は愛の本質そのものにおける愛、すなわち、神的愛であるゆえ、天界の天使達の前には太陽として現れ、その太陽からは熱と光が発し、そこから発する熱はその本質においては愛であり、そこから発する光はその本質においては知恵であり、そして天使はその霊的な熱とその霊的な光とを受ける器となるに応じて、愛と知恵となり、その愛と知恵とはかれら自身から発するものでなく、主から発するものであることを我々は進んで知らなくてはならない。

イマヌエル・スエデンボルグ『神の愛と知恵』五より　柳瀬芳意訳　静思社

一つ目は、先ほども引用した『理趣経』の本からで、二つ目はスエデンボルグという一八世紀スウェーデンのキリスト教神秘主義の人の言葉です。

真言密教では、他の宗派とはちがって仏陀を信仰の対象にするのではなく、その大元である大日如来を信仰します。その大日如来という呼び名自体が太陽に由来しているのです。

確かに、太陽はただ自身の核融合反応によって生み出したエネルギーを放散しているだけで、われわれ地球上の生命に多大な恩恵を及ぼしている。しかも、何の見返りも期待しない。余ったバナナを、無償で太陽エネルギーとして提供してくれているのです。

スエデンボルグは、太陽の熱と光に神の本質を見て、それを神の「愛と知恵」であると言っているのです。そういえば「北風と太陽」の話を第4講でしましたけれども、正に太陽は「愛」であり北風は「欲望」であるという比喩がピッタリ当てはまります。

自己への「愛」と他者への「愛」

太陽は、分け隔てなく全方向にエネルギーを照射します。しかし、太陽は巨大な原子炉のようなものですから、何より自分自身が最も熱い。そこから、自己への「愛」と他者への「愛」の問題を考えてみることも出来るでしょう。

> 利己心と自己愛の心理的側面の検討に入る前に、他者への愛と自己への愛とは互いに排他的なものであるとする見解の中にある論理的な誤謬《ごびゅう》が強調されねばならないだろう。もし、人間として隣人を愛することが徳であるならば、私とてもまた人間なのだから、自分自身を愛することはやはり徳でなければならず、不徳であってはならないはずである。その中に私自身を含まないような人間の概念はどこにもないはずである。そのような自己疎外を宣言する学説は、それ自体が本質的に矛盾であることが明らかである。バイブルにいわれている《汝自身の如く隣人を愛せよ》というのは、人間の、自分自身の統合性と特異性に対する尊敬、自分自身を愛し、理解することは、他の個人を尊敬し、愛し、理解することから分離させることができないということを意味しているのである。
>
> （中略）
>
> 自分自身への愛と他者への愛は本質において結びつくものであると仮定する時、他者に対しての真

の関心を、いかなるものでもあれ、明らかに排除していると見える利己心をどのように説明すべきであろうか。（中略）利己主義と自己愛とは同一どころか、まったく反対のものである。利己的な人は、自分自身を、わずかにしか、いな、まったく愛してはいないのである。実際は、自分自身を憎んでいるのである。

エーリッヒ・フロム『愛するということ』より　懸田克躬訳　紀伊國屋書店

フロムもここで、「愛」が分け隔てない性質のものであることから、自己への「愛」は他者への「愛」と矛盾するものではなく、同じ「愛」であると論じています。ですから、「〜への愛」「家族愛」「自己愛」「他者への愛」「隣人愛」などのように「愛」に限定詞がついているときには用心しなければなりません。真の「愛」とは、大きな一つのものであって、ある方面にだけ向かったりするはずはないからです。「愛」のある一つの側面を便宜的にそう呼ぶことはあっても、それが他の「愛」と排他的な関係になってしまう時には、その「愛」が偽物ではないかと疑ってみる必要があるのです。

たとえば、「自分の子どもだけを愛する」と言った場合には、そこに限定的・排他的要素が含まれていますから、この「愛」は「欲望」が偽装されたものだと考えられるのです。

「わがまま」という言葉

自分自身への「愛」を自己愛と言いますが、フロムは、自己愛と利己心は正反対のものであると述べていました。それについて、「わがまま」という言葉を例に、詳しく考えてみたいと思います。

「私はワガママなんです」ということを、よくクライアントから聞くことがあります。そんな自分は非常に困った人間なんだと言っている。そこでこちらが、「ああ、『我が、まま』。いい言葉ですね」と言ってみることがあります。もうこれだけで、ワガママという言葉は揺さぶられてきます。また「わがままというのは、『自分が、あるがままである』という言葉のはずですけれど……」と言ってみたりすることもあります。

このようなやりとりは、私が勝手に「弁証法的対話」と名付けた方法で、その人がこれまで前提にしていた「言葉の手垢」に揺さぶりをかけ、価値観そのものに再検討を迫ることで、一つ上の次元の話に対話を発展させ、問題の本質を明らかにするための対話術です。

ドイツの哲学者ヘーゲルの弁証法から名称を拝借して「弁証法的対話」と名付けたのですが、弁証法とは、テーゼ（正）つまりある一つの考えがあって、反対の極にアンチテーゼ（反）というものが立てられ、両者のやりとりから、ジンテーゼ（合）という両方の要素を併せ持ちつつもどちらとも違う一つ上の次元のものになる（これをアウフヘーベン（止揚《しよう》）という）発展的運動を言ったものです（図7-1）。

　このように次元が上がっていく対話でなければ、ただの世間話と何ら変わらないものにしかなりませんから、精神療法やカウンセリングにおいては重要な方法だと思っています。たとえば「ワガママなんです」と言われた時に、「それはいけませんね」と応じるのでは、まったく話の次元が変わらないわけで、それではただのお説教に過ぎません。

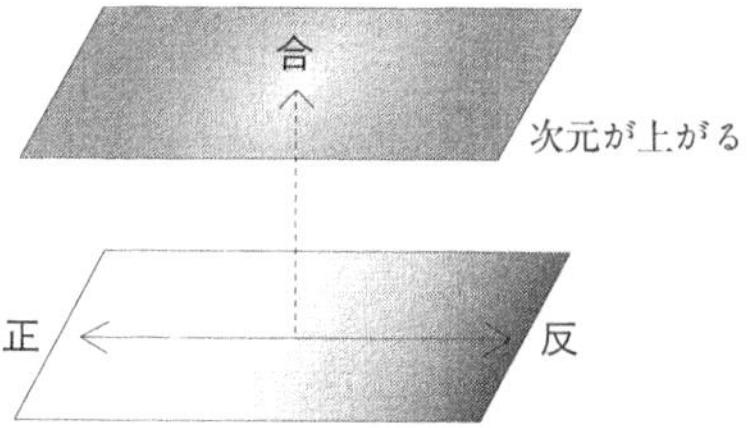

図7-1　弁証法

　話を元に戻しますが、ワガママとは、さてどのような状態のことなのでしょうか。よく考えてみれば、ワガママを言っている人というのは、全然、我がままになっていないということが分かってきます。たとえば、おもちゃ売り場で駄々をこねている子どもを例に考えてみましょう。その子は本当は心の奥で「お母さん、まっすぐこっちを向いてちょうだい」ということが言いたいんだけれども、子どもだから自分でもよく分からなくて、おもちゃ売り場に行ったときに「このおもちゃ買って！」とゴネて一個買ってもらう。ところが次の店に行くとまた「あれも欲しい！」と言う。キリのない駄々っ子になる。しかし、おもちゃを買ってもらうことは代理満足に過ぎないので、いくら買ってもらっても終わりはありません。お母さんの方から見れば「なんてワガママな子なんでしょう」ということになって、そんなわが子にうんざりする。すると、子どもからすれば、ますます望んでいた結果からズレていってしまう。お母さんにまっすぐ向き合ってもらえば得られるはずの我がままからは遠くなっているのに、逆に「ワガママな子ね！」と叱られるような状態になってしまう。このようなことが繰り返されることで、「私はワガママだ」という自己認識が作られていくわけです。

　本当に望んでいるものでなく代わりの何かで、つまり代償行為で満たそうとしますと、それでは「質」的に満足できないので、欲求が「量」的に増大していく性質があります。ですから、過剰に何かを主張したり要求したりするので、周りからはワガママで困った人と評価されることになります。しかし、その欲求の正体は、「心」の訴える何らかの飢えなのです。ですから我がままでない人が、ワガママと言われることになるわけです。真に欲しているものを満たしてあげることができたら、別におもちゃなんていらないのです。

　ついでに説明しますと、このようなからくりが依存症の病理なのです。薬物依存、アルコール依存、買い物依存など、依存症はすべてこういうことで起こっています。代理満足だから、どんどん刺激が増えていかなければ満足が得られなくなる。代償行為はエスカレートするけれども、どこまでいっても本当の満足は得られません。

ですから、もし依存症の治療を行う場合には、表面に現れた依存的行動だけを制約するやり方では解決しません。その人の心の中の我がままになっていない空虚なところにいかにアプローチできるのかが、変化の鍵を握っているのです。

自己愛の障害

人格障害（パーソナリティ障害）では、自己愛の障害が根本にあって、そのため対人関係での基本的信頼感がうまく形成されず、さらに枝葉《えだは》として多彩な症状が現れてきます。リストカッティングのような自傷行為、深い抑うつ感情、希死《きし》念慮《ねんりょ》、反復される自殺企図、対人関係の不安定さ、人間不信、特定の人間への依存的しがみつき、衝動的・刹那《せつな》的な言動、等々です。

自分自身への「愛」がうまくいっていないということは、自分自身に対して「欲望」を向けた状態にあるとも言えます。「～でなければならない」というものを自分に押し付け、それに応じ切れない自分に制裁を加える。力によるコントロールが行われるのです。

しかし、なぜこのような状態が生じてしまったのでしょうか。

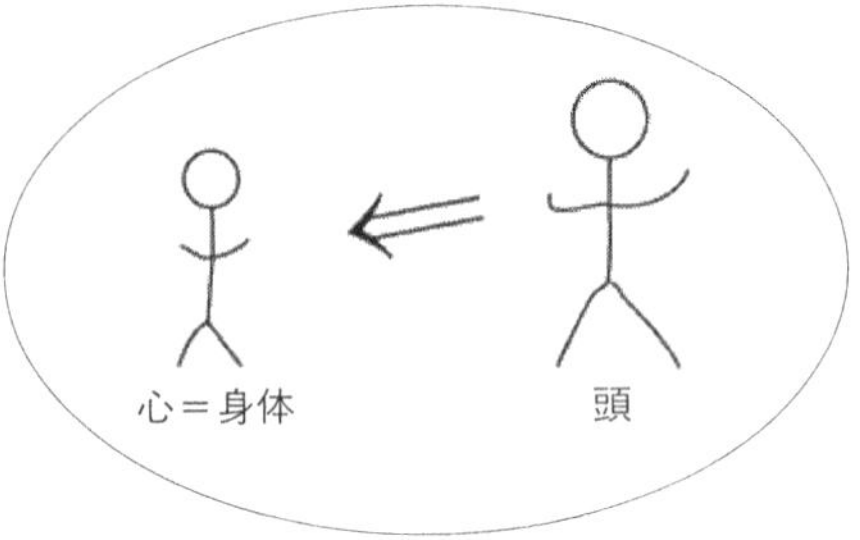

図7－2　自己否定

このことを考えていくために、人間を二つの部分に分けたイメージを用いてみます。

図7－2では楕円で表された「自分」の中に、大きい人と小さい人がいます。これは第3講の「頭」・「心」＝「身体」の図の変形バージョンなのですが、ここで大きい人は「頭」で、小さい人は「心」＝「身体」を表しています。

自分を愛していないということは、この図で表すと、大きい人が小さい人に対して、「あんたなんかダメ。あんたなんか生きる価値ないのよ」と、厳しい批判や否定的なものばかり向けている状態と言えるでしょう。

しかし、人間は本来、このような状態で生まれてくるはずはありません。自分自身を愛するということは、何も特別に訓練して獲得されるものではなく、生まれながらに出来ているはずのことです。それを、何かが歪めてしまっただけなのです。

図7－3を見てください。

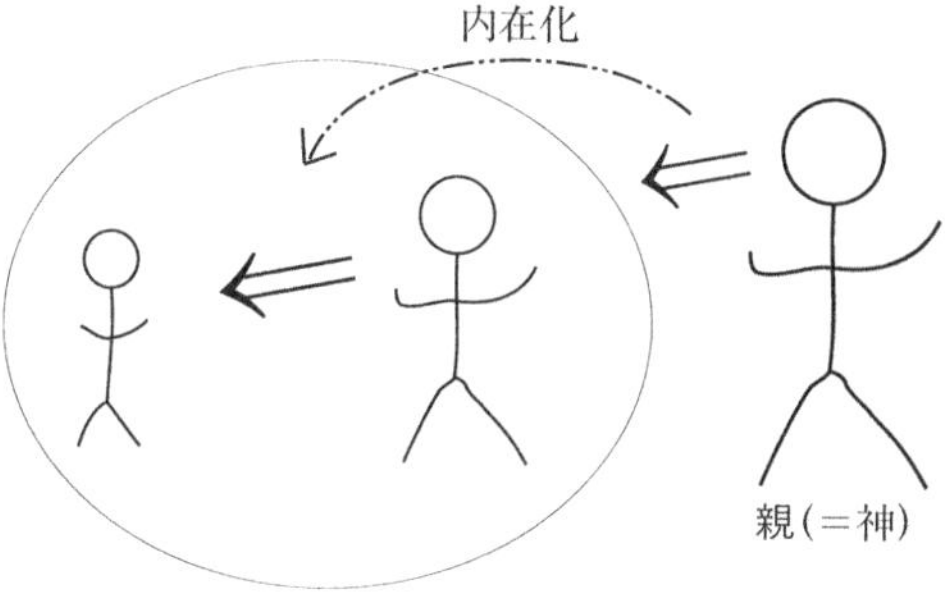

図7－3　モデリング

幼い子どもにとって、親は絶対的存在です。ですから、ほぼ神に等しい存在です。子どもからすれば、神である親が自分に向けてしてくることに、間違いや気まぐれがあるはずはありません。親が自分に対して力による支配を行ってくれば、それはそっくりモデリング（模倣）され、内在化されます。これが先ほどの図の状態の起源となるのです。

こんな説明も出来ます。親が親自身の感情の不安定さから子どもに当たったり、冷たく扱ったりしたとしましょう。すると、子どもは神に制裁を受けたのですから、何か自分が悪いことをしたに違いないと考えます。しかし、いくら自分のやったことを振り返ってみても何も思い当たることがないので、混乱する。そういうことが繰り返されているうちに、子どもは子どもなりに精一杯考えて、ある理由を思いつきます。それは、「自分が生まれてきたこと自体が悪いことなのだ」というものです。

これが、自己否定の起源です。つまり、神である親を否定しないために、また親との関係を良好に保つために、自己否定が行われたのです。

ですから、自己愛の障害を持っているクライアントの、その自己否定の根拠を徹底的に探っていっても、否定の出発点のところには自身を否定すべき何の理由も見つからないものです。つまり、はじめに自己否定そのものが作られたのであって、そこから二次的に自分自身のあら探しを行ってきたに過ぎないことが分かってきます。

生まれ持った物差し

親との関係が問題で人格障害が起こってくるという指摘は以前からあったものですが、その原因については、たいてい「親の愛情不足」と言われてきました。しかし、同じ親に同じように育てられた兄弟でも、自己愛の問題が生じたり生じなかったりすることもよくあることで、必ずしもその考え方では問題の本質に迫り切れていないように思います。

私の経験では、このような問題を抱えた人たちには、生まれつき感性が鋭敏で思考力の高い人が多い印象があります。セラピーが進んでいくにつれて、その人が人並みはずれた高い能力やエネルギーの持ち主であることが見えてきて、最終的にはその能力が本人によって尊重され生かされるようになり、「普通」とは一味違った充実した人生を切り開いて

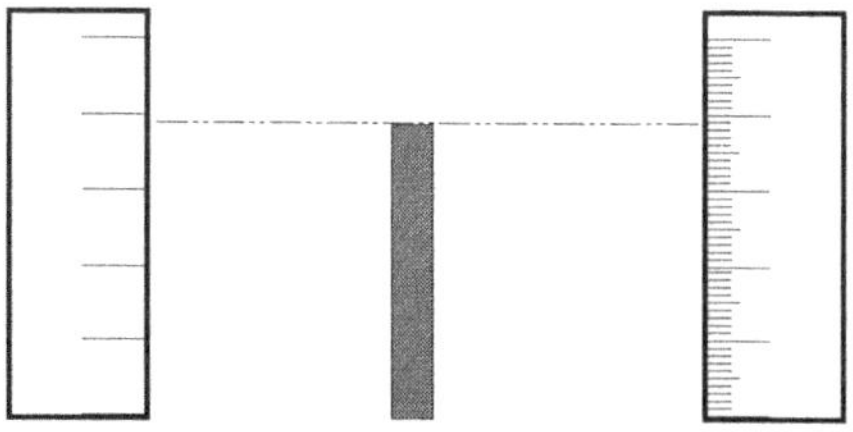

図7－4　親子で持っている物差しが違う

いくようになることもしばしばあります。

ですから、「愛情不足」と言われてきた点について、よく吟味してみると「愛情」とは違うポイントがあることが見えてきます。また、親の愛情を「不足」と感じたのもあくまで相対的なもので、「心的現実」として子どもがそう感じたことだったということも分かってきます。

このからくりを理解するために、図7－4を見てください。親がセンチ目盛の物差しの人で、子がミリ目盛の人だとしましょう。図のように、ある同じものについてコミュニケーションをした場合に、親は「四センチ」だと言う。しかし、子の方からは、どう見ても三センチ九ミリである。子が親に「三センチ九ミリでしょう?」と問い返しても、親は「四センチ」だと譲らない。

ここでこの子は、次の二通りの受け取り方をすることが考えられます。一つは、「親がわざと意地悪を言ってくるのは、私が悪い子だから、罰に違いない」というもの。もう一つは、「親が間違っているはずはないから、私の物差しが狂っていてそれを信用してはいけないんだ」というものです。

前者の場合には、「自分は悪い子なので愛されないのだ」ということになりますし、後者の場合には、「私はそもそもの出来が悪いのだ。だから愛される資格がない」という方向に行ってしまう。いずれにしても、「愛されない」存在だという結論付けに向かってしまうわけです。

従来のように安易に「親の愛情不足」というところに原因を求めることは、第4講でも触れたように、親の機能喪失をもたらしたり、二次的に親子の依存関係を作り出したりすることになりかねません。現に、そのような説明をされたことによって親が反省と償いモードに入り、僕《しもべ》のようになって子ども（もう大人であることが多いのですが）と密着し、そのために子どもはすっかり退行（赤ちゃん返り）してしまって、二重三重にこじれてしまっているケースに、しばしば遭遇します。

「愛」の自給自足

それでは、このように自分自身を愛せない状態から、どうやって脱出することが出来るのでしょうか。

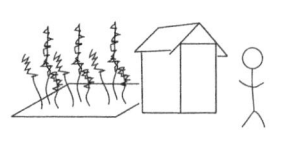

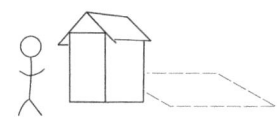

図7－5　援助とは農業指導のことである

考え方としてまず間違ってはならないのは、先ほども説明したように「自分を愛する」ことは後天的に獲得されるものではなく、ルソーの「創造主の手から出るとき事物はなんでもよくできているのである」（『エミールより』。第4講参照）という言葉のように、生まれたときには問題なく出来ているものなのだというところです。

ですから、「愛されてこなかったんだから、不足分だけ愛してもらえなければ、自分はこの苦しみから抜け出せない」と思い込んで待ちの姿勢でいる人がありますが、外からもらえなければどうにもならないというのが間違った考えなのです。しかも、このような場合に本人が「愛」として期待している内容とは、寸分違《たが》わずに自分を理解してもらい自分の希望通りに相手が応じてくれるイメージになっているものですが、それは明らかに肥大化した「欲望」と言うべき幻想です。

このような思い込みから覚めるために必要なのは、「愛」の自給自足を体現している存在に出会うことであり、そして自給自足を妨げている要素を丁寧に取り除く作業に着手することです。

図7-5のように、飢えに苦しんでいる人（クライアント）に対して、

援助しようとする者（セラピスト）が自分の裏の畑で穫《と》れた作物をあげることは、表面的には援助しているように見えますが、それには当然限界があります。しかも、それはクライアントを真に助けることにはなりません。なぜならクライアントは他人に物乞いする行為に溺《おぼ》れていくだけであって、本当の安心からは遠ざかってしまうことになるのです。このやり方では、「この援助者は、いつか自分を見捨てたりしないだろうか」という「見捨てられ不安」から、クライアントは決して解放されません。

　真の援助とは、クライアント自身にも畑になりうる豊かな土地があることを示し、そこでいかに作物を育てて収穫するのかを指導することです。

「愛」は太陽に喩《たと》えられると言いましたが、太陽がエネルギーの自給自足つまり自家発電を行っている点も、まさに「愛」の性質に合致するところです。われわれ人間は、すべて太陽の特質を持ってこの世に生まれてきています。内なる太陽を覆《おお》っているものがその人を凍えさせているとしたら、その覆いを取り除くことに力を注ぐことが何よりもその人を助けることなのではないでしょうか。これを、月のように何者かによって照らされなければ冷たい闇になってしまうと考えるのは、人間が元来「愛」を備えた存在であるという真理を捉えそこなっているからなのです。

「絶望」とは

「どんなに訴えても親が私のことを分かってくれないので、もう絶望です」という話を聞くことも珍しくありませんが、この「絶望」という言葉も、手垢を落としてみると重要な発見があります。

「絶望」とは「望みが絶たれた」という意味ですが、しかしこの言葉はまずほとんどの場合、絶望していない時に使われているのです。「絶望」が使われるのは、ある望みを抱きつつもその望みが叶えられない、待ちぼうけの最終段階においてです。

待ちぼうけは、人をある状態に縛り付けます。「絶望」を口にする時、「待っていても来ない」「期待しているのに得られない」といって嘆いているわけですが、その苦しみは、叶わないことによるのではなく、縛り付けられて不自由であることから来ているのです。つまり、これは「執着」の苦しみなのです。そのことに本人は気付いていません。

わずかに望みを残しながら、人は「絶望」を口にするのですが、もし待っている対象が決して現れないものであると分かった場合には、その人は一体どうするでしょうか。

次ページの図7-6のように、渋谷行きのバス停で新宿行きのバスを待ち続けている人がいます。待てども待てども、渋谷行きしか来ません。もう何時間も待ちぼうけを喰らって、「絶望だ!」と嘆く。そのとき通りがかった人が、「ここは、渋谷行きのバス停だよ」

渋谷行き
「いくら待っても新宿行きが来ない。
絶望だ！」

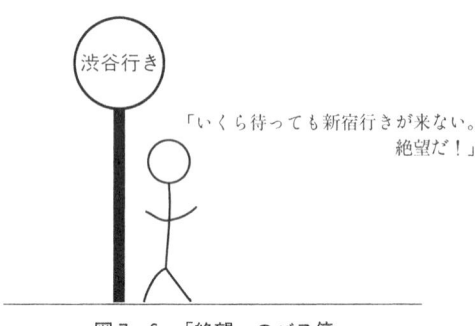

図7－6　「絶望」のバス停

と彼に告げます。彼は、すぐにそこで待つことをやめ、別の行動に移ることでしょう。

これこそが、本当に望みを絶った「絶望」の姿なのです。つまり、本当に「絶望」した時、人は「執着」を去り、「自由」になるのです。それはもはや、そこで当てにして待たなくてもよい「自由」です。そして本当に必要な行動を、主体的に自分が行っていけるのです。

このように「絶望」の苦しみは、残していた一抹の期待をきちんと捨てること、つまりそこからさらに一歩を推し進め、しっかり「執着」を断つことによって、真の「絶望」が訪れ、「自由」に解放されていくものなのです。

先ほどの話のように、パーフェクトな理解やサポートを他者に求めるようなことは、決して叶うことのない期待です。ましてや、図7－4のような物差しの違いがある場合には、一生待ったとしても決してその一ミリの違いが理解される日は訪れません。「絶望」と嘆きたくなった時には、そもそも残している期待の方が問題なのではないかと、一度落ち着いて考えてみる必要があるのです。

螺旋的思考

「絶望」を推し進めると、「自由」に出る。「欲望」を大きなものに育てていくと、「愛」になる。もしも突然こういう考え方を示されたら、普段の私たちはきっと受け容れがたいものに感じるでしょう。しかし、このように人間について深く知れば知るほど、そういった類《たぐい》の真理が次々に現れてきます。それではなぜ、私たちはそれらを逆説的と感じたり、違和感を抱いたりするのでしょうか。

その原因は、私たちの思考が、いつの間にか身につけてしまった癖のようなものにあります。

次ページの図7-7は、さまざまな思考の基本イメージを表したものです。「愛」と「欲望」を例に使って、順番に見てみましょう。

まず、図①でAを「愛」の極、Bを「欲望」の極としましょう。私たちは普段、相反する二つの性質について、このように直線(線分)の両極に置いて考えがちです。

これを、「欲望」の強さを縦軸にして表すと、図②のようになります。つまり、右へ行

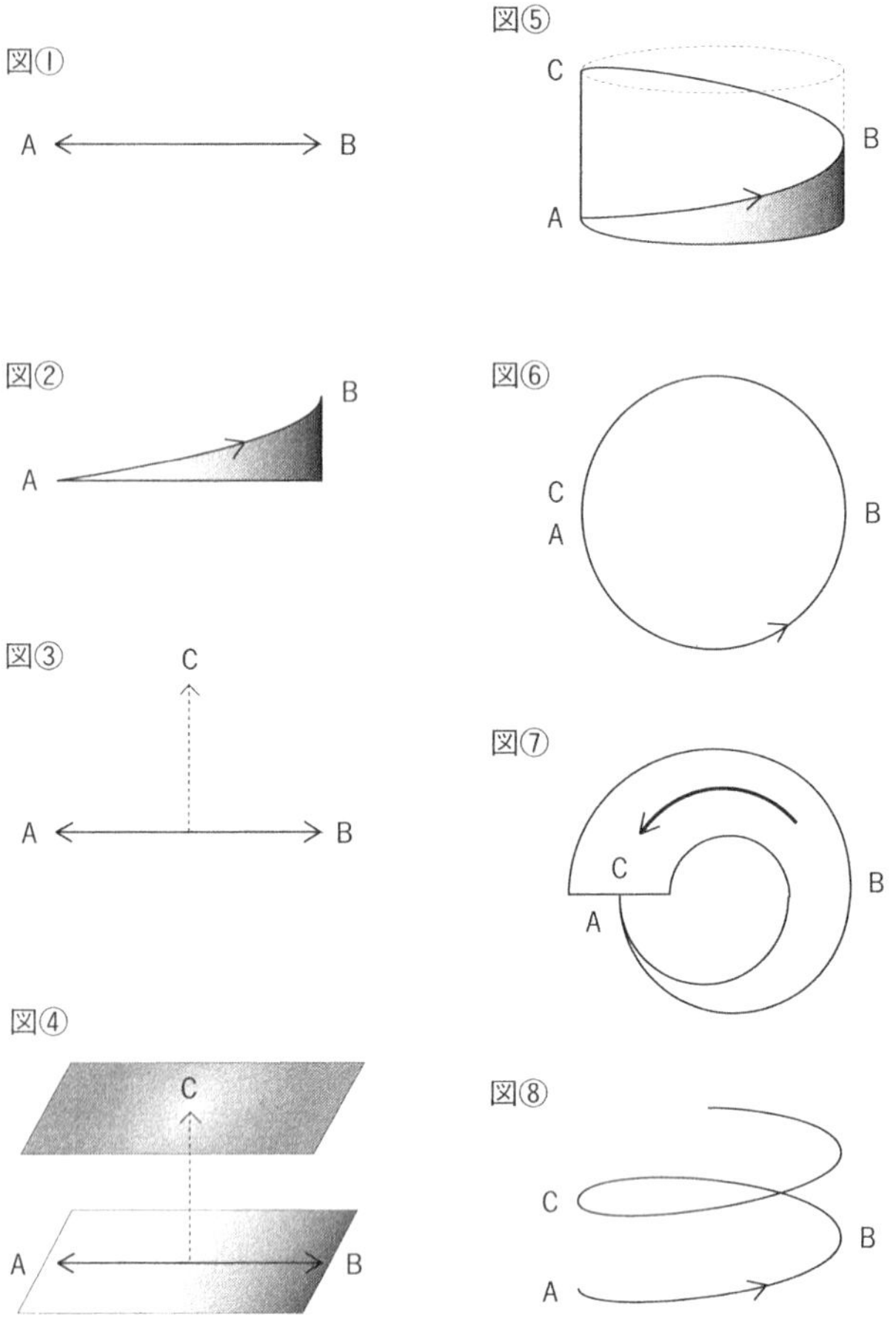

図７－７　直線的思考から螺旋的思考へ

けば行くほど「欲望」が増加する。この図では、もしAとBの途中に自分がいるとして、自分がより「愛」の存在になりたいと思えば、Aの方へ引き返さないといけないと考えることになります。

この図①、②のイメージで考えている限りは、欲望の存在から愛の存在になりたいと思えば、B↓Aと引き返すべきであって、「汝《なんじ》、欲望すべからず」という禁欲の方向になるわけです。しかし、前に述べましたように、それでは偽善になってしまいます。本当はA↓Bは一方通行です。だから、引き返すことは出来ず、立ち往生するのが関の山なのです。

さて、このままでは、空海のように「欲望」を大きく育てたら「愛」に近付いていけるという考え方の説明がつきません。

そこで、こんなふうに考えてみたらどうでしょう。

図②は、実は図⑤を手前から平面的に見たに過ぎないのだと見るのです。A↓Bは一方通行です。AとBの間にいる自分が、「愛」の存在すなわち「欲望」ゼロの地点に行くためには、そのままBの方向へ進めばよい。すると、B点で折り返して、C点という「欲望」ゼロ地点に到達できるわけです。

この図⑤を上から眺めますと、図⑥になります。そこではA点とC点は同じに見えます。この見方をすると、A点の人と一周回ったC点の人は区別がつきません。

図⑦は、この円を「欲望」の強さを太さにして表したものです。A↓Bと行くに従って「欲望」は増す。さらにCに向かって進んでいくと、「欲望」が最大になったC点において「欲望」が最小の地点Aに抜け出る。最大がゼロに転ずる。これを日本語では「〜し切る」とか、「窮すれば通ず」と言うのです。この考え方をすれば、空海の言うように「欲望」を大きく育てていったときに真の「愛」に辿《たど》り着くことが、決してあり得ないことではないことがお分かりいただけると思います。

　別の例として、純粋さについて考えてみましょう。子どものような純粋さと言ったときに、A点にただ留まっているだけですと、世の中で辛《つら》くなって生きていけません（夭折《ようせつ》する人はたいていこのタイプです）。AからBへと進んでいくと、たしかにさまざまな汚《けが》れを背負い込まざるを得ない。しかし、そのまましぶとくC点にまで到達すれば、いろんな経験を身につけた上で、そこから自由になれる。突き抜けるわけです。そこでは、ガラス細工のような壊れやすい純粋さではなく、強化ガラスのような強さと純粋さが兼ね備えられた存在になるのです。

　また別の例にしてみましょう。たとえば「神経質だ」と言われている人が、その性質をがんばって減らそうとするけれどもうまくいかない。そもそも鈍感↓繊細という一方通行ですから、逆行は出来ない。つまり、感じていることを感じないようにすることはできない。無理にやれば、離人症になってしまいます。この場合には、神経質さにどんどん磨きをかけて突き進めばよい。神経質の極みに達したとき、ポンと抜けることになる。これがC点です。この場合C点では、さまざまなことを敏感にキャッチしているけれども、それに振り回されずにどっしりとしていられる状態になり、傍《はた》から見れば実にシンプルで神経質さのかけらも見えない姿になります。そこでは、相反する性質が両立するのです。

人間は、こういう風に変化・成熟していくものなのではないかと思います。一周ごとに次元が上がっていく。グレードアップしながら螺旋《らせん》状に上昇していく。それが図⑧なのです。それを上から平面的に眺めると図⑥のように一見同じようなサイクルを繰り返しているように見える。しかし、一周するたびに高さは上昇しているのです。

物事の変化を表面的にしか捉えることが出来ないと、図①、②のように考えることしか出来なかったり、図⑥のA点とC点の人の区別も出来ないのです。ちょうど、円形の四○○メートルトラックで長距離走の競技を行っていて、それを途中の瞬間だけ見たとしたら、同じあたりを走っている人のどちらが本当に先を行っているのか区別がつかない。しかし実際は後を走っている人の方が、一周先だったりすることはよくあるわけです。

クライアントに、「短所と長所は、どちらも同じ資質についての見方の違いに過ぎない。

短所と思っているところに磨きをかけてごらんなさい」と働きかけてみることがあります。これによって、立ち往生していた人がみるみる動き出し、C点に到達する感動的瞬間を何度も見てきました。しかし、「汝、～すべからず」方式で助言していた駆け出しの頃には、「クライアントはそう簡単に変わるものではない」と半分諦めのような気持ちを持たざるを得ませんでしたし、常に再発や逆戻りとの闘いでした。

さて、図③、④は、図7-1でも出てきましたが、ヘーゲルの弁証法の図式です。結果としてC点という一つ上の次元に到達するところは似ているのですが、どうしてもAとBが対立してその結果アウフヘーベン（止揚）の動きが起こってC点に達するというプロセスが、人間の変化を説明するには、ややそぐわない感じがします。また、C点とA点が見かけ上似ていることの説明も出来ません。そのため、私は図⑧の螺旋的な上昇のイメージで考える方がより適切ではないかと考えているのです。

第８講
生きているもの・死んでいるもの

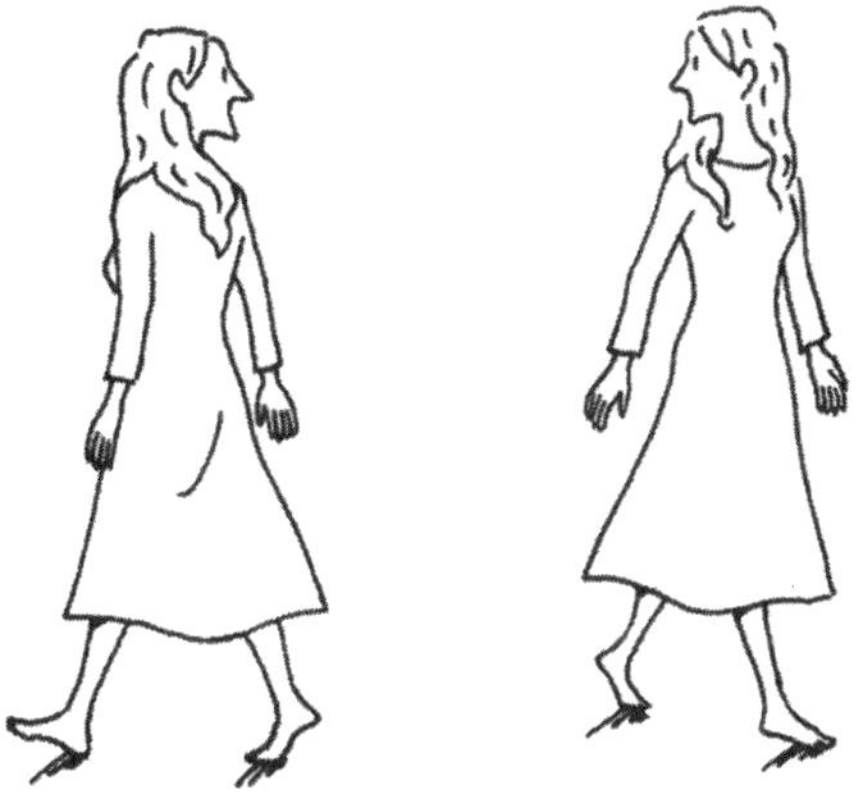

人間を生かしている中心には、「愛」という内なる太陽があり、それを遮《さえぎ》らず、曇らせないことが大切だとお話ししてきましたが、その曇りが深刻なものになりますと、死の影が忍び寄ってくることもあります。

そこで、今度は「生きている」とはどういうことか、「生きているもの」とはどんなものなのかといったテーマについて考えてみることにしましょう。

本当の自分・偽りの自分

「もう死にたい」「生きていることの意味が分からない」という訴えが、若い人の相談で非常に増えてきています。

「弁証法的対話」(第7講)のところでも話した通り、これに対して「死ぬのはいけません」と返すことではどうにもなりません。そんなふうに返されても、クライアントは「この人に話してもしょうがないな」と思って口をつぐんでしまうのが関の山です。本人の「死にたい」という言葉に、一体何を見ていけばこの行き詰まりから先へ進めるのでしょうか。

「死にたい」と言っている時には、その人が丸ごと死にたいと言っているように聞こえますし、本人もそう思い込んでいます。しかしよく考えてみれば、本当に百パーセント死にたい人は、まず、相談に来て「死にたい」と言ったりはしないでしょう。そうすると、相談に来ている人の中には、たとえわずかでも、「死にたくない、何とかして！」という叫びがあるわけで、「死にたい」と言っている部分と、「助けて！」と言っている二つの異なる自分があると考えることが出来ます。

　そこで、自分というものには〈本当の自分〉と〈偽りの自分〉があるとして考えてみましょう（図8－1）。

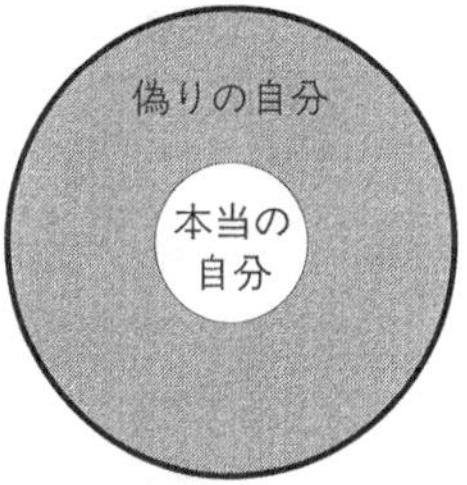

図8－1

「助けて！」と言っている方を〈本当の自分〉、「死にたい」と言っている方を〈偽りの自分〉と考えてみるわけですが、この区別をつけることによってはじめて、「あなたはこれまで生きてきた歴史の中で、〈本当の自分〉が、どんどん〈偽りの自分〉に圧迫されて小さくなって窒息しそうになっている。それでは死にたいと思うのも当然かもしれない」という共感が可能になる。その上で、「〈偽りの自分〉は死なせて、〈本当の自分〉に陽《ひ》の目を見させてあげたらどうでしょう」とお伝えして、そこからセラピーが始まることになるのです。

　図8－2は、生まれてから〈本当の自分〉がどのような変遷をたどってきたのか、そしてセラピーなどを転機に、どの

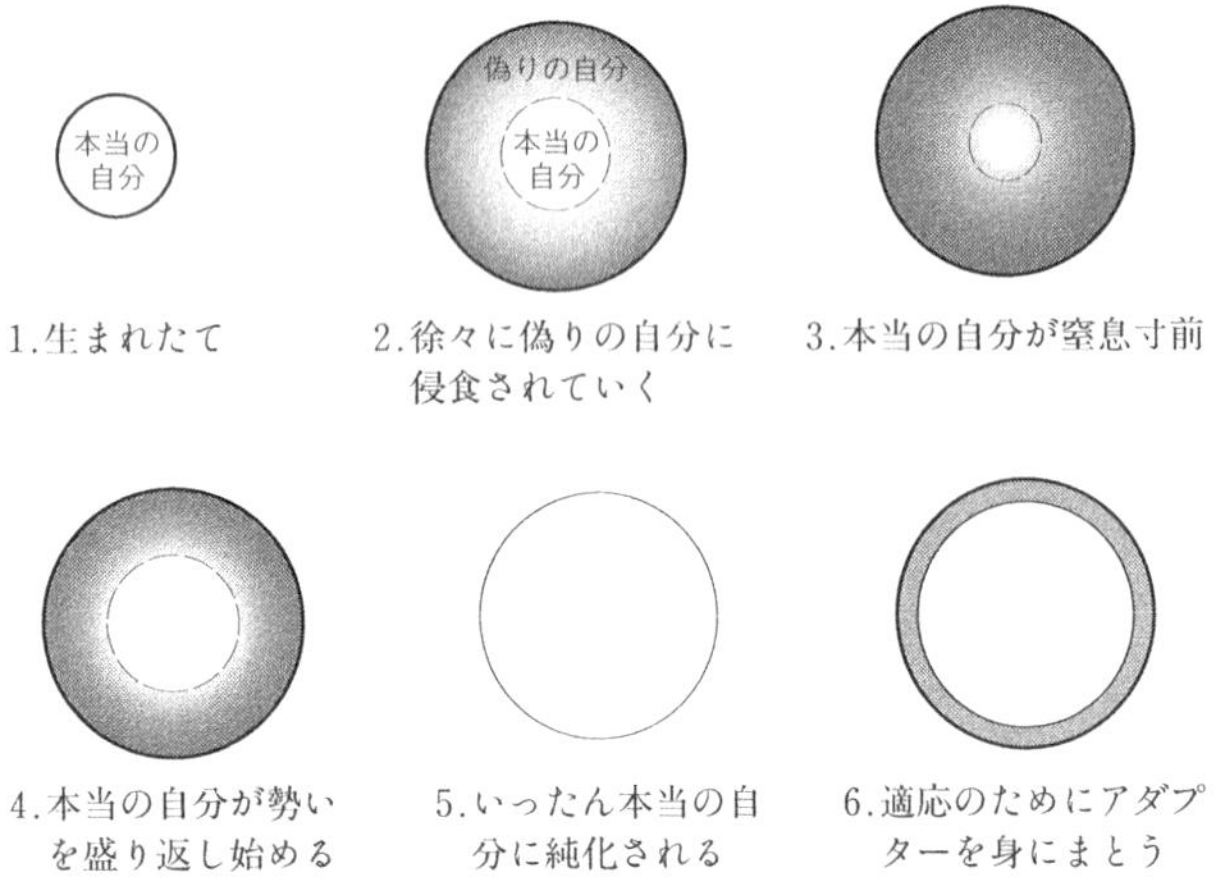

1.生まれたて
2.徐々に偽りの自分に侵食されていく
3.本当の自分が窒息寸前
4.本当の自分が勢いを盛り返し始める
5.いったん本当の自分に純化される
6.適応のためにアダプターを身にまとう

図8-2　〈本当の自分〉の変遷プロセス

ような過程を経て新生していくのかを表したものです。

　1から2へのプロセスは、人が成長し社会化されていく上で、どんな人も必ず通る「適応」のプロセスです。この先で、自分というものについて悩みつつもどう生きるかを模索していくことになるのですが、そこで〈本当の自分〉を発見し生かす方向に進めば4以降のプロセスに向かい、それがうまくいかなかった場合には3の状態に陥ります。

　3の状態から、セラピーや本人自身の何らかの気付きによって、4のように〈本当の自分〉の勢いが盛り返し〈偽りの自分〉が徐々に押し出されていきます。そして、それが極まった時、一度5のような純化された状態になります。しかし、これは純粋だけれども周囲や社会との間で齟齬《そご》を来たします。自分は楽になったのに、社会的には生き辛くなる。この世の中が理想郷でない限り、それは避けられないことです。

そこで、一度捨てたはずの〈偽りの自分〉の中から処世術的なテクニックを拾い上げ、意図的に「適応のためのアダプター」を身にまとう必要が出てきます。それが成されたのが、6です。これは一見2や3の状態と似ているようでいて、決定的に違います。2や3は受身的に〈偽りの自分〉に侵食されたのに対して、6は主体的・意図的にそれを「適応」のためのツールとして活用しているわけで、これにより〈本当の自分〉の純粋さが、外界の汚《けが》れからしっかりと守られることになるのです。私はこれを、「したたかな二重構造」と呼んでいます。

「敏感で太い」自分

横尾　あの「ゲルニカ」っていうのは、現代美術の中じゃ非常に評価が高いわけですけども、ニューヨーク近代美術館であの絵を見たのですが、あの絵からくる想念が、ぼくにはちょっと耐えられないわけです。

木村　そこですよ、私があなたにお会いしたときに一言だけ言いたかったのは。耐えられないような想念を遮断できますか、ということ。

自分のバイブレーションが強くなると、そういう波動を受けないですむ。それを、あるがままにストップして空間に止めることができる。影響を受けない。それが自由自在にできるようになるから、相手に影響を及ぼすけれども、相手から影響を受けない。相手から影響を受けないようになるまでは、多くの人と会ったり、こういう話を観念的に理解することは、非常に危険なんです。

（中略）

人間の場合は、それを遮断する力がもともとありますけどね。敏感な人は、同時に神経が細いというやっかいなことがある。だから、敏感になって太ければいいわけです。鈍感で太いか、敏感で細いか、どっちかやねん。だから敏感で太くなるトレーニングが修行と違いますか。メディテーションってのは、私は、いっぺん疲れた神経を、いったんリラックスすることだと思うんです。それやったら緩《ゆる》むだけでしょ。一生緩みっ放しでいったって、そこから活動するなにものもないでしょ。だから、コンセントレーションが大事だと思う。

『今、生きる秘訣　横尾忠則対話集』「木村裕昭氏との対談」より　光文社文庫

横尾さんと対談している木村裕昭氏は外科出身の医師で、心身一如《いちにょ》の医学を提唱されている方ですが、普通は鈍感で太いか、敏感で細いか、どっちかになりがちなんだけれども、敏感で太くなればいいんだと言っている。これはすごい言葉だと思います。つまり、

あの『ガラスの動物園』のユニコーン（「はじめに」参照）は、割れない強化ガラスになればいいのだということです。ガラスという比喩自体が、『ガラスの動物園』では、純粋さと壊れやすさの象徴だったわけですが、そうではなく「敏感で太い」ということを目指すことができたら、それはなかなかすごいことではないかと思うのです。

図8-2の6は、そういう状態のことでもあるわけで、純粋さと強さが兼ね備えられているのです。第7講の最後でも、同じように相反する性質が兼ね備えられた状態についてお話ししましたし、第5講の「三様の変化」のところで最後に到達した「小児」は、「獅子」の強さと「駱駝」の忍耐を兼ね備えていたものでした。

第6講で「死の説教者」として触れたペシミストは、1から3のプロセスしか視野に入っていないわけで、4から6には未だ開かれていないわけです。

生きているもの・死んでいるもの

人に出会ったときに、「この人は、生きたエネルギーに満ちている」と感じることもあるし、「この人は、どこか死んでいるな」と感じることもある。直観とか第六感と言ってもよいでしょうが、そういう判断が瞬時に出来る力を、私たちはみな持っています。

どんなにお化粧をバッチリしていても、死んでいる顔もあれば、どんなにノーメイクでも生き生きしている顔もある。それは人間について分かるだけでなく、たとえば食べ物などについても感じ取ることが出来ます。つまりは、魂が入っているものとそうでないもの、電子レンジでチンして出てくるものと誰かが心をこめて作ったものの違い。どんなに材料が同じで栄養分析で同じでも、確かに何かが違う（この判断は「心」が行う「質」的な判断であって、「頭」が行う「量」的な二元論的判断とは違います）。

そういう違いについて、〈生きているもの〉と〈死んでいるもの〉という呼び方で区別してみたいと思います。

茨木のり子さんの「生きているもの・死んでいるもの」という詩が、この視点のヒントを私に与えてくれました。

生きている林檎《りんご》　死んでいる林檎
それをどうして区別しよう
籠《かご》を下げて　明るい店さきに立って

生きている料理　死んでいる料理
それをどうして味わけよう
ろばたで　峠で　レストランで

生きている心　死んでいる心
それをどうして聴きわけよう
はばたく気配や　深い沈黙　ひびかぬ暗さを

生きている心　死んでいる心
それをどうしてつきとめよう
二人が仲よく酔いどれて　もつれて行くのを

生きている国　死んでいる国
それをどうして見破ろう
似たりよったりの虐殺の今日《きょう》から

生きているもの　死んでいるもの
ふたつは寄り添い　一緒に並ぶ
いつでも　どこででも　姿をくらまし

茨木のり子『おんなのことば』「生きているもの・死んでいるもの」より　童話屋

このテーマを大切に感じながら日々の生活を生きていくことによって、あらゆるものについて「本物」と「偽物」、「魂の込められたもの」と「ぞんざいに作り出されたもの」などの区別がつくようになり、そして次第に、この世の中の本当の姿が見えてくるはずです。

生きるとはこの世でもっとも稀なことである。大抵の人間は存在しているにすぎない。
『オスカー・ワイルド全集』第3巻「箴言」より　西村孝次訳　青土社

イギリスの作家オスカー・ワイルド一流の毒舌ですが、しかし、確かに電車などに乗っていて周りの人たちを見ると、まさにそんな感じがすることがあります。目が死んでいる人がたくさんいる。その死んだ「気」に囲まれているうちに、こちらも段々苦しくなってきます。

さてそれでは、〈生きているもの〉と〈死んでいるもの〉の違いは、一体何によるのでしょうか。今度は、ピーター・ブルックという演出家の言葉です。

……反復とは、子供の時によくやらされたような、同じ音階を繰返すピアノのレッスンである。反復とは、機械的に同じことを繰返す旅興行のミュージカルの一座で、配役が何度も変わって現在の出演者は十五代目、動きからは意味も味わいも消えてしまっているといったものだ。反復とは、伝統において無意味なものすべての根源であり、気が変になりそうなロング・ラン、代役による稽古など、感受性に富んだ俳優が恐れるあらゆるもののことである。こういうカーボン紙のコピーのようなものには生命が通っていない。反復は生の否定だ。……

ピーター・ブルック『なにもない空間』「直接演劇」より　高橋康也・喜志哲雄訳　晶文社

死んでいるものの背景には、機械的な反復があるのではないか、ということです。よく飲食店で一軒でやっていたときにはおいしかったけれど、繁盛したので二軒目、三軒目を出したら途端に味が落ちたなんていう話がありますが、そこには、一軒でこんなに儲かったんだからもう一軒出せば倍儲かるんじゃないかといった計算が働いてしまっている。そして必ずマニュアルというものも使われるようになってきてしまう。

〈生きているもの〉にとっては、マニュアルではなくある種の即興性が大事です。それが生きの良さや鮮度を生み出すのです。講義や講演でも、あらかじめ原稿を準備してきてそれを読むだけですと、死んだ話をすることになってしまう。聞いていて眠くなる話というのは、たいてい、立派な原稿があってそれを一言一句アナウンサーのように読んでいるものであったり、何年も同じノートをネタにした反復であったりするものです。それは、どんなに良い話であっても、飛んでくるもの、伝わってくるものが少ない。

中には、「即興」とはいい加減なことなんじゃないかとか、手抜きなんじゃないかと考える人もあるかもしれませんが、「即興」とは最も生きているやり方なのです。十分に下準備した上で即興を大切にするということは、単なる手抜きの行き当たりばったりとはまったく別物です。本当に咀嚼《そしゃく》されていることであれば、原稿はむしろ自由な話の拡がりを妨げてしまいかねない。これは、演劇でも音楽でも、美術でも料理でも言えることでしょう。クラシック音楽の演奏で、「ここはこう解釈して演奏すべき」と指導を受けて、それに縛られてしまうと、ミスはないけれどもちっとも魂に響いてこない無味乾燥な演奏になってしまったりします。これも、即興性が失われてしまったためなのです。

即興性とは、常に新しいひらめきがあり二度同じものはないということですが、セラピーにおいても、それが生きているセッションになるのか死んだセッションになるのかを分ける大切な要素になります。セラピストが勉強熱心に様々な理論を仕入れても、それだけに囚われてクライアントに向き合うと、「頭の中で教科書をペラペラめくってるような面接」という感想を持たれるような死んだセッションになってしまいます。

そんなことにならないためには、セラピストが先入観のない状態でいることが大事です。勉強したり研究したりすることはもちろん大切ですけれども、クライアントに向かったときにはそれを一度捨てて、白紙でいること。私も「この前、この人はこういうことを言っていたから、今日はこういう風にしようかな」なんていう計らいをもってやっていた頃には、ずいぶん死んだセッションをしていたなと思います。

人間は生き物ですから、一日違ってもずいぶん違う。その日どういう表情をして入って来られたか、どんな気を漂わせているのか、第一声はどんな感じに聞こえるか、どんなことから語られ始めるのか、毎回毎回それはとても違います。そして、はじめの数分の中にその日のセッションの総目次が現れているのだという大切なことに、ある時やっと私も気付いたのです。その時に、自分の頭が何かの考えで一杯だったら、大切な兆候を見落としてしまって、セッションはどんどんズレていってしまうのです。

何か良質なことが起こるためには、なにもない空間が創造されねばなりません。なにもない空間があると、新しい現象が生命を得るようになります。なぜなら、内容や意味や表現や言語や音楽にかかわるものはすべて、当の経験が新鮮である場合にしか存在できないからです。しかし、どんな新鮮な経験も、それを受け入れる用意のある純粋で無垢の空間がなければ、実現しません。

ピーター・ブルック『秘密は何もない』「退屈さは手ごわい味方」より　喜志哲雄・坂原眞理訳　早川書房

ピーター・ブルックも白紙の状態からはじめる重要性をこのように述べていますが、まさしくこれが、新鮮な経験をもたらす〈生きているもの〉の大前提なのです。

「経験」と「体験」

当たり前のことですが、セラピストには一個人の限界というものがありますから、すべてのことを経験していたりするはずもありません。それでは、多種多様なクライアントの相談内容に対して、いったいどのようにして共感が可能なのでしょうか。

もし、同じ経験がなければ共感ができないものだとしたら、私には女性や年上の人のセラピーはできないことになってしまいます。確かに駆け出しの頃には、自分の親くらいの年齢の人を担当したときなど、随分と肩肘《かたひじ》張ってやっていた時期もありました。しかし、そのうちに「経験」ということについて、「量」ではなく「質」が重要なのだということが分かってきて、徐々に余分な力がぬけるようになってきました。

この「経験」の「質」ということについて深く考えたのが、第2講でも登場した思想家、森有正です。彼は、「経験」と「体験」というものを区別して考えることで、このテーマにアプローチしました。

> 人間はだれも「経験」をはなれては存在しない。人間はすべて、「経験を持っている」わけですが、

ある人にとって、その経験の中にある一部分が、特に貴重なものとして固定し、その後の、その人のすべての行動を支配するようになってくる。すなわち経験の中のあるものが過去的なものになったままで、現在に働きかけてくる。そのようなとき、私は体験というのです。

それに対して経験の内容が、絶えず新しいものによってこわされて、新しいものとして成立し直していくのが経験です。経験ということは、根本的に、未来へ向かって人間の存在が動いていく。一方、体験ということは、経験が、過去のある一つの特定の時点に凝固したようになってしまうことです。

だから、どんなに深い経験でも、そこに凝固しますと、これはもう体験になってしまうのです。これは一種の経験の過去化というふうに呼ぶことができましょう。過去化してしまっては、経験は、未来へ向かって開かれているという意味がなくなってしまうと思うのです。

（中略）

……絶えず、そこに新しい出来事が起こり、それを絶えず虚心坦懐《きょしんたんかい》に認めて、自分の中にその成果が蓄積されていく。そこに「経験」というものがあるので、経験というのは、あくまで未来へ向かって開かれる。すべてが未来、あるいは将来へ向かって開かれていく。というのは、つまりまったく新しいものを絶えず受け入れる用意ができているということです。それが経験ということのほんとうの深い意味だと思うのです。

森有正『生きることと考えること』より　講談社現代新書

〈生きているもの〉を「経験」と呼び、硬直化した〈死んでいるもの〉は「体験」と呼んで区別しようというのが、森有正が最も大切にした思想です。そしてこの「経験」こそが、私たちの生を未来に向かって開いてくれるものなのだ、と言っているのです。

「苦労が身になる」人と「苦労が勲章になる」人

「苦労が身になる」という言葉がありますが、「経験」をした人は苦労が身になりますが、一方「体験」止まりの人は、苦労は身にならずに「勲章」になります。

苦労が「経験」になっている人は、よほどこちらが質問しない限りは、自分からは苦労話をしないものですが、「体験」の人の場合は、こっちが聞いてもいないのにうんざりするぐらい苦労話をしてくれます。

「苦労が身になる」というのは、まさに身になってしまったわけですから、もはやその苦労は本人の一部になっている。そういう人からよく聞くのは「あの苦労があったからこそ、今の自分があるのだ」という言葉です。苦労が勲章のように外側にぶら下がっている人は、「苦労は買ってでもしろ」と言ったりしますが、その苦労で当の本人は実質的には変化・成長していなかったりします。

「身になる」というのは、「質」的に深い変化がその人に起こることです。ですから、その出来事がたとえ小さなものだったとしても、「経験」として深まることで、いろんなことにつながる普遍性が獲得されます。ですから、自分がそうなったことのない他人の状態についても、その人の思いや、その人にとって今は何が必要かというようなことが、自分の「経験」から適切につかめるようになるのです。「体験」止まりの場合には、「自分はそうなったことありませんので、分かりません」で終わってしまう。

ですから、深まっていない「体験」に基づいて「この人の状況は、自分のあの体験と似たようなものだから、同じだろう」と決め付けて、「そういう時は、こうすればいいのよ！」とアドバイスしたりすることは、共感とは似ても似つかぬ「ピント外れの親切」や「ありがた迷惑」になってしまいます。「体験」には、「経験」のように普遍性がないので、他のことには応用が利かないのです。

地下水脈

今、話したように、「経験」が個人の中で深められていくと、その出来事の特異性や個人的な要素は次第に薄らいでいって、最終的に普遍性を獲得するものになります。

次ページの図8-3を見てください。

この図は、その普遍性を地下水脈にたとえています。一番深い所を流れる地下水脈に、

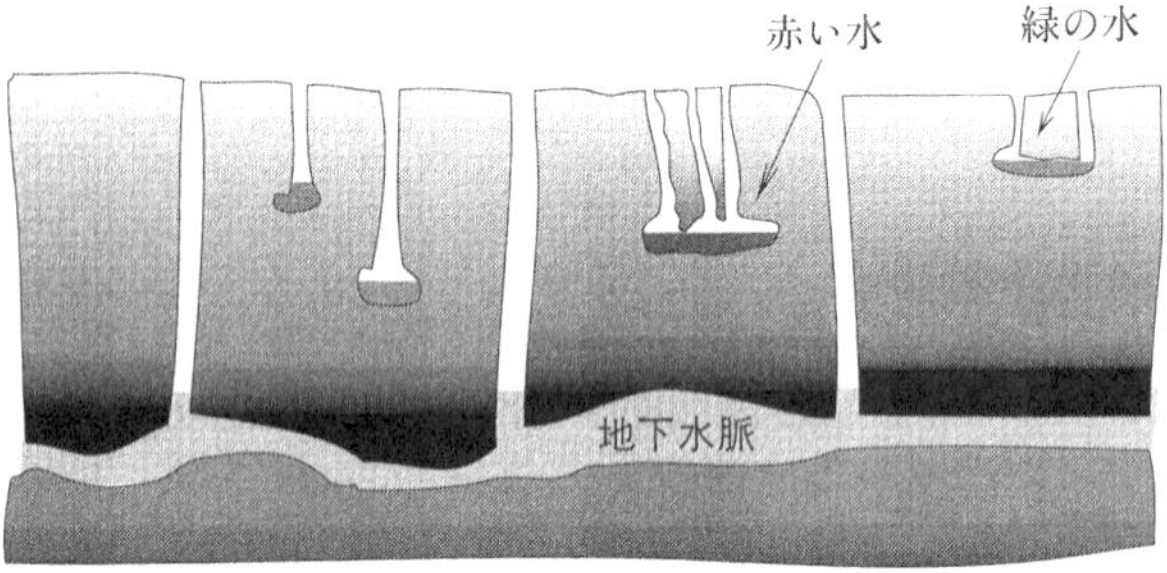

図8－3

個人の「経験」が深められて到達するかどうか、その掘り下げ方がとても大きな違いを生むわけです。

しかし、地下水脈にたどり着く前に、途中には緑の水や、赤い水などもある。赤い水が溜まった所にたどり着いてそこで止まってしまった人は、「ここから掘ると赤い水が出てくるぞ」と言い、緑の水が溜まっている所で止まった人は「こっちは緑の水が出てくるぞ」と言う。井戸を掘った場所の違いで、違う色の水が汲み上がってくる。これが、いわゆる専門性ということがはらむ問題点なのです。

けれども、最も深いところまで掘り切った場合には、どの場所から掘ったとしても必ず同じ地下水脈に当たる。どこから掘ろうが同じ水を汲み上げてくることになる。この地下水脈に共通して流れているものが、普遍的な真実であろうと私は考えます。「経験」の質を高めるということは、すなわち「経験」を掘り下げていって、個々の専門性や個別性の壁を突き抜けて、普遍性にまで到達するということなのです。歌舞伎の坂東玉三郎さんが興味深いことを言っています。

玉三郎　……この型はこれを表しているんだと分かった瞬間から、その型というのを取り外すことが出来るようになるんです。
三浦　ああ、そうか。そこをもう少し話してください。それは、自由になるということですね。
玉三郎　そうです。知らずにやっている型というのは、もう、とても不自由ですよね。
三浦　なぜそうしているのか、分からないでやっている……。
玉三郎　そう。ところが、顎なら顎のこの角度はこういうことを表しているんだということが分かると、そうじゃない角度の表現も出来るようになるんです。
　たとえば、生娘はこういう形をしているもんだという型があるとしますね。あ、こういう形なんだということが分かります。すると、その形を取り外した生娘というのをやってみようと思うと、それも出来るようになるんです。それはどうするのかというと、どんな形をしていようと心のなかでは生娘だということを思うんです。すると、膝を崩していても、生娘がリラックスしているところに見えてしまう。まっすぐつっ立っていても、生娘がぼーっとしているところに見えてしまうんです。それは自分の想念と形に関連する問題になってくるんですが、逆に、こういう形でなければ生娘になれないと思い込んでしまうと、そこから抜けられないんです。

月刊ダンスマガジン臨時増刊『坂東玉三郎の宇宙』「三浦雅士氏との対談」より　新書館

型が重視される歌舞伎の世界で長年経験した彼だからこそ言える、実に凄い言葉だと思います。彼の自在な表現の秘訣はここにあるんだろうなと思います。

どんなに型や理論をたくさん学んでも、その型の奥に潜むエッセンスを汲み取れるかどうかによって、それが後々大きな違いを生みます。何でも初心者のうちは、型をたくさん習ってそれを型通りにやろうとして、ものすごくギクシャクしてしまう。ここで言われているように、いつその型から本質だけを頂いて、型の細部を捨てることができるようになるのか。枝葉に囚われることなく、幹のところのエッセンスをつかみ取るつもりで学ぶことが、何事につけても大事だと思うのです。

この地下水脈まで到達した人はみな、時代も専門も超えて、何か共通するものを感じ取っています。ですから、ある人は画家であったり、詩人であったり、哲学者であったりしますが、地下水脈から汲み取ってきている人は、みな同じことを言っています。私はこの講義を通じていろいろなジャンルの人の言葉を資料として使わせていただいているわけですが、それはたとえば専門家が浅い所から汲んできた赤や緑の水についての記述よりも、詩人の一節のほうがよほど本質を言い当てていたりすると思うからなのです。

さて、この一番下の地下水脈から汲み上げてきたもの、この深さから来た言葉というものは、非常にシンプルで分かりやすいものになっているのが特徴です。平易な言葉を使っていながらも、密度が濃い。逆に、内容の浅いものほど、言葉は難解になります。それは、内輪の人にしか通じない。そういう言葉を並べ立てられると、読んだり聞いたりする方は「自分がバカなのかな」なんて感じさせられたりします。しかし、それはほとんどの場合、錯覚です。

本当によく分かっている人は、その物事をよく咀嚼《そしゃく》しているから、分かりやすい言葉を使っても、自在に話したり書いたり出来る。しかも、エッセンスを捉えているので、型から自由ですから、いろんな喩《たと》えを駆使したり、別ジャンルのことと関連付けたりすることが可能なのです。こちらにスッと入ってくるような言葉で書いたり言ったりしてくれているものは、だからこそかえって信用出来るものではないかと思います。

第9講
小径を行く
～マイノリティを生きる～

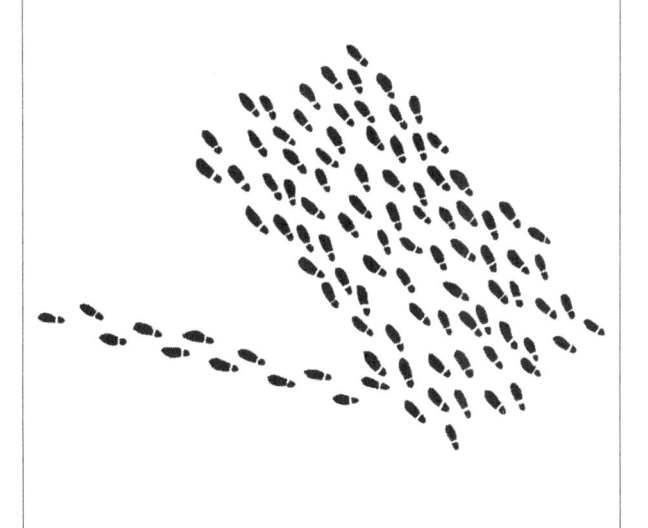

マイノリティの苦しみ

もし自分以外の人間がみな同じ病気で自分だけが病気じゃなかったとしたら、その人はどう感じるでしょうか。そう、たぶん「自分がおかしいんだ」と考え、自分をみんなと同じ「正常」に変えなければならないと思うことでしょう。

多数派をマジョリティ、それに属さない少数派をマイノリティと言いますが、クライアントの苦しみは多かれ少なかれ、何がしかの資質において、それがマイノリティであるために起こっているものだと考えられます。しかし、彼らがマイノリティの部分で感じ取っているさまざまな違和感は、マジョリティの人間が気付かずにやり過ごしている問題を敏感に感じ取っていることが多く、聞いていてなるほどと思わされることがよくあります。

モイヤーズ　いま、この経験の根元を崩しているのはなんでしょう。

キャンベル　多数決のルールは政治ばかりでなく思考の領域においても有効だ、と決めつけているデモクラシーの性格ですね。言うまでもなく、思考に関しては多数派はいつも間違っています。

モイヤーズ　いつも間違って？

キャンベル　この種の事柄では、そうです。精神に関して多数派がなすべきことは、衣食住や子供や財産なんかを超越した体験をした人の言葉に耳を傾け、心を開くよう努力することなのに。……

J・キャンベル＋B・モイヤーズ『神話の力』より 飛田茂雄訳 早川書房

これは、アメリカのジョーゼフ・キャンベルという神話学者のインタヴューです。彼は、さまざまな神話の底に流れている「地下水脈」を抽出して分かりやすく示してくれる神話学者で、彼の著書はユング派の人たちやハリウッドの映画制作者たちなどにも強い影響を与えています。

ここで「言うまでもなく、思考に関しては多数派はいつも間違っています」と言い切ってくれているのは実に痛快ですが、これはとても重要な指摘だと思います。民主主義の多数決原理がある一つの方便に過ぎないことを、どうしても私たちは忘れてしまいがちです。ですから、多数・少数ということが、決して物事の価値を計る基準にはならないのだということを、ここでしっかり確認しておくことが必要です。

マーケティング原理が支配している今の時代では、多数に売れるものこそが価値あるものだと捉えられてしまう傾向がありますが、そこでは、浅薄《せんぱく》でお手軽なものが大きな顔をしていたりすることがよくあります。そんな中では、物事の本質を敏感に感じ取る人間ほど、いろんなところで違和感を覚えるでしょうし、そのために本人が、いつの間にかマイノリティと位置づけられてしまうかもしれません。

このマイノリティの問題を考える上で一番分かりやすい話は、アンデルセンの『みにくいアヒルの子』です。

アヒルの子の中で自分だけ見かけが違っていて、「みにくいアヒルの子」と周りからレッテルを貼られ、そして自分でも自分にそのレッテルを貼ってしまう。「自分はおかしいんだ。みんなに比べて劣ってるんだ」と劣等意識をもつ。ところが、成長していったら自分は白鳥の子であることが分かったというおなじみの物語です。「マイノリティだから劣っているのだ」という思い込みを考え直す上で、この話はとても大切な喩えを提供してくれます。

アヒルには悪いですが、最後にアヒルよりも大きく美しい白鳥になるというところがこの話の大事なポイントです。実際、マイノリティであることに苦しんでいたクライアントが、のちに白鳥になるような変化を起こしていく場面をたくさん見てきた私には、特にそう感じられます。

ユニコーンの角

本書の「はじめに」で引用した『ガラスの動物園』では、マイノリティの象徴であった

「ユニコーンの角」が折れてしまいます。それはローラのモデルであったローズがロボトミーを受け廃人同様になってしまったことの象徴でもありました。

第1講では、異常／正常という見方について問題を提起したのでしたが、同じような問題がこのマイノリティ／マジョリティということについても言えますし、そっくり同じことが不適応／適応ということについても言えるでしょう。

必ずどんな人にも、その人なりの敏感なアンテナというものがどこかにありますが、その敏感さゆえに、もろくなってしまったり、弱くなってしまったりしていることがよくあります。本人自身がそのアンテナを「みんなと違う感覚だから良くないものだ」と思ってしまうと、それをひた隠しにして、使わないようにしてしまいます。使わないから、磨きがかからない。しかし、そのアンテナが無くなることはありませんから、結果として、中途半端に敏感で細い状態になり、その人自体が弱くなっていってしまいます。

大人になってもどぎまぎしたっていいんだな
ぎこちない挨拶　醜く赤くなる
失語症　なめらかでないしぐさ
子供の悪態にさえ傷ついてしまう
頼りない生牡蠣《なまがき》のような感受性

それらを鍛える必要は少しもなかったのだな
年老いても咲きたての薔薇《ばら》　柔らかく
外にむかってひらかれるのこそ難しい
あらゆる仕事
すべてのいい仕事の核には
震える弱いアンテナが隠されている　きっと……

茨木のり子『おんなのことば』「汲む」より　童話屋

茨木のり子さんの「汲む」という詩から一部を抜粋しましたが、「震える弱いアンテナ」が「すべてのいい仕事の核」にあるということ。このアンテナを良くないものと捉えて間違って鍛えてしまいますと、「ユニコーンの角」は折れてしまうのです。

小径を行く

この問題を考えるとき、私は図9-1のようなイメージを浮かべます。

大通りを行くのがマジョリティ。マイノリティの人は、どこかで大通りから外れる。「僕の前に道はない。僕の後ろに道は出来る」という彫刻家で詩人としても有名な高村光太郎の言葉がありますが、まさに道のないところを行くわけです。細い小径《こみち》、一人通れるだけの道です。ここは一々障害物があったりして、「こっち行こうか、あっち行こうか」と自分で判断をしながら一つ一つ選択して、道なき道を行かなければならない。これがマイノリティの道です。

一方、マジョリティの大通りでは、「みんなも行っている。みんなそうだから私もこれでいいんだ」と思って、自分自身では判断を行っていません。また、この道がどこに向かっていくのかも知らない。そういう意味で自分の人生に責任を持っていないし、自分の人生にもなっていないわけです。

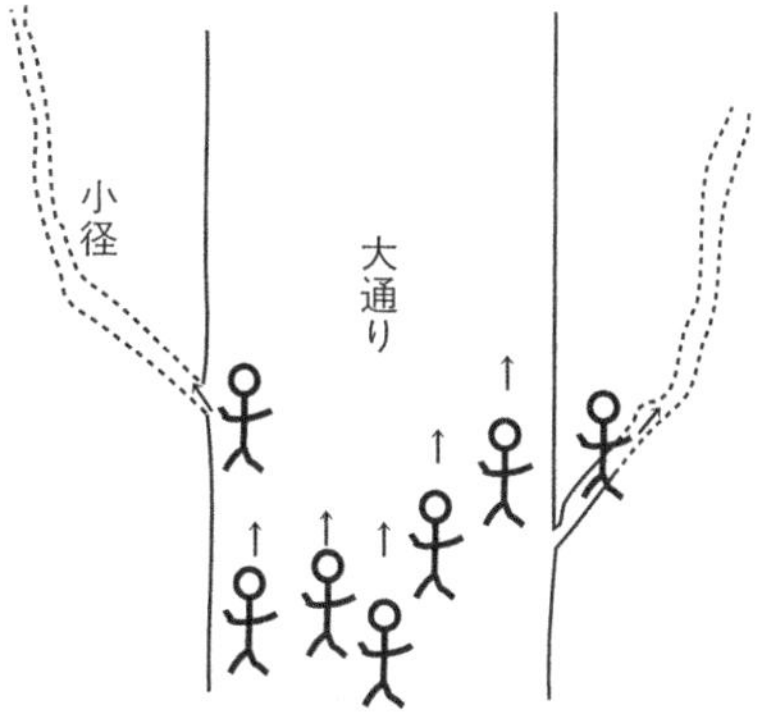

図9－1　マジョリティとマイノリティ

大通りから外れるときに、自分からそうしようと決意して小径を選んだ人は、高村光太郎みたいにキッパリと言えるのでしょうが、しかし「気がついたら知らないうちに、みんなとはぐれちゃった」というタイプの人は、困ってわれわれの所に相談にいらっしゃることがあります。そのときに、「大通りに戻ることが解決ではない」とキッパリ伝えることができるかどうか。そのためには、セラピスト自身もマイノリティの小径を歩いていなければなりません。大きな河を前にして、セラピストが「本には跳べるはずだと書いてあるから、跳んでごらんなさい」と言ったところで、クライアントは決して跳びはしません。自らが跳んで見せて向う岸から、「大丈夫。いらっしゃい」と言えば、クライアントも跳べるようになるのです。

マジョリティの大通りは、不自然で窮屈な道です。人間はそれぞれユニークな存在なのですから、本来一万人いたら一万通りの道なき道があるはずです。にもかかわらず、大勢の人が通る大通りというものがあること自体、とても不自然なことです。

大通りを歩くということは、いろんなことを諦めたり、感じないように麻痺していたり、すなわち去勢された状態で歩いているということです。そうでもなければ、苦痛で歩けたものではありません。しかし、それでもなぜ多くの人間がそこを歩きたがるのか。どんな人だって、本当は自由でありたいはずなのに。この不思議な現象について、『愛するということ』の著者エーリッヒ・フロムは『自由からの逃走』という本一冊をかけて、詳しく論じてくれています。今はその内容に詳しく触れませんが、エッセンスだけ抽出すれば、こんなことになるでしょう。

自由というものは、なんの指針もなければ、その小径が正しいのかと問われても答えようがないもので、自分の判断以外に当てに出来るものはない。マニュアルもなければ他人との比較も出来ないし前例すらない。これが自由ということの大変さなのです。そして多くの人は、このリスクが怖くてしょうがない。それに比べて、大通りは不自由だけれど安全。これが、人々を大通りに強くひきつけている最大の理由であるということなのです。

大通りの人たちは、必ず徒党を組みます。彼らは、内に不自然さ、窮屈さを無意識的に抱えているので、どうにかしてそれを打ち消しておく必要がある。そうでなければ、自分たちの大通りが間違った道であるということがバレてしまう。打ち消すには、井戸端会議的に徒党を組むのが一番手っ取り早い。「ね、そうよね。私たち正しいわよね。あの人はちょっと変よね」というようなことを言って、大通りを外れた人のゴシップをネタに、自分たちを正当化して安心するわけです。巷《ちまた》にあふれるワイドショーやゴシップ週刊誌は、そういう人たちの根強いニーズがあるからこそ成り立っているわけです。大通りの人にとっては、「人の不幸は蜜の味」なのです。自分が幸せな場合には、そんなものを見たいとも思わないでしょうし、むしろあさましく思えて不愉快なものですが、大通りを行く人がたくさんいる限りは、こういうものも無くならないのでしょう。

メメント・モリ

しかし、この大通りの安全とは何なのかと考えてみると、それはもちろん一種の幻想に過ぎません。人間は決して徒党を組んで死ぬことはできないし、たとえ心中したとしても、やはり死は一人一人の個人的なものなのです。

死を目の前にした時に、自分自身の生が不自然だったと思えてしまったなら、たぶん大変な後悔が訪れることになるでしょう。もちろん、誰しも死そのものについては想像することしかできないわけですが、この死という問題をきちんと見据えて生きることは、最後の瞬間にとても大きな違いを生むものではないかと思うのです。失敗も成功もすべてひっくるめて、自分らしい人生だったと思えるならば、納得のいく死に方ができるのではないでしょうか。

メメント・モリ（memento mori）、ラテン語で「死を想え」「死を忘れるな」という意味の言葉です。死というものを隣に置いてみてはじめて、今の自分の生きかたが本物なのか偽物なのかが照らし返され、明らかになる。だから、よく生きるために、いつも死を忘れてはならないという古くからの警句です。

古代ローマの哲人皇帝マルクス・アウレリウスの言葉も、メメント・モリそのものです。

一万年も生き永らえるであろう者のように振る舞うな。〔死の〕運命はすでに迫っている。……

マルクス・アウレリウス『自省録』第四巻　一七より　鈴木照雄訳　講談社学術文庫

また、詩人オクタビオ・パスはこんなことを言っています。

……ところが実際は、死はわれわれとは不可分の関係にある。それは外にあるのではない――それはわれわれ自身なのである。生きることは死ぬことである。そしてまさしく死が外部的なものではなく、生の中に包含されているがゆえに、あらゆる生存は同時に死ぬことであり、それでいて、否定的な何かではないのである。死は人間の生の欠陥ではない。それどころか、それを完全にするものである。生きることは前進すること、未知のものに向かって進むことであり、この前進はわれわれ自身に出合うためになされるのである。それゆえ、生きることは死に面と向かうことである。この面と向かうという行為ほど、つまり未知なるものを求めて、不断にわれわれ自身から外に出ることほど肯定的なことはない。……

（中略）

……群衆の中の孤独――現代世界に頻繁な状況――などというものも、この種の啓示にはうってつけである。初めのうち、人は自分が群衆から遊離していると感じる。そして、人びとが大仰な身ぶりをしながら、馬鹿げた、機械的な行動に突入するのを見て、彼らは自らの意識の中に閉じこもる。しかし、その意識が亀裂を生じ、彼に深淵を見せる。彼もまたそこに落ちこみ、死に向かって漂うのである。それにもかかわらず、これらのいずれの状態にも、一種のリズミカルな潮が見られる――人間の虚無性の啓示は、彼の存在の啓示に変るのである。死ぬこと、生きること――われわれは生きることによって死に、生きながら死ぬ。

オクタビオ・パス『弓と竪琴』「詩的啓示」より　牛島信明訳　ちくま学芸文庫

この文章は、まさにメメント・モリそのものを語っているものだと思います。しかも後半部においては、人がマジョリティからマイノリティにいかにして別れていき「孤独」を自覚し、死というものに向き合い、そこで「虚無性の啓示」が「存在の啓示」に変わり、いかにして真に生き始めるのかという一連のプロセスが述べられています。

パスカルは、人がなぜ死から目をそむけ、自己欺瞞《ぎまん》で生きるのかということについて、皮肉たっぷりの、こんな言葉を残しました。

気を紛らすこと。
死というものは、それについて考えないで、それをうけるほうが、その危険なしにそれを考えるよりも、容易である。

これらの惨めなことにもかかわらず、人間は幸福であろうと願い、幸福であることしか願わず、またそう願わずにはいられない。
だが、それにはどうやったらいいのだろう。それをうまくやるには、自分が死なないようにならなければならない。しかしそれはできないので、そういうことを考えないことにした。

パスカル『パンセI』一六六・一六九より　前田陽一・由木康訳　中公クラシックス

二〇〇六年に一〇〇歳を迎えた暗黒舞踏の大野一雄さんはこんなことを言っています。

あるところにくると死と生はひとつになる。いま生きていたかと思うと、今度は死のところまでいく。いつも私が言うように、花を見て美しいと思う。そうすると、階段を降りていくんです。死の世界へと。花の世界は死の世界だ。花を見ている。魂が交感し、肉体がひとつになって、自分が生きていることを忘れる。死そのもののなかで踊っている。あるときは死の世界で、気がつくと生の世界。死、生、死、死、生。

漂う勇気が、死と生が背中合わせになって。言葉でなくて、あなたが発する輝きだ。宇宙全域とそのかかわりのなかで、あなたは石蹴り遊びをしているんだ。

……あと一歩いくと、肉体が消滅する。死んでしまう。それから先は幽霊ダンス、幽霊ダンス、お化け。肉体がだめになるからお化けダンスになるのか。あんまり美しいもんだからさ、美しいから肉体のこと忘れちゃって。死んでからも、私は幽霊ダンスをやりたい。

『大野一雄　稽古の言葉』より　フィルムアート社

この大野さんの言葉になりますと、もはや生と死の区別というようなものが乗り越えられてしまっています。生きているのか死んでいるかなどという肉体の問題は、魂や宇宙そしてダンスという「石蹴り遊び」からしてみれば、ほんのちっぽけなものに過ぎないのだということになる。死を見ないように日々を紛らしているマジョリティに比べ、何と大きな魂なのでしょう。

自傷行為の意義

「死にたいんです」とクライアントが言ったときに、なぜこの人は死にたいのだろうかと考えてみれば、そこに必ずやマイノリティの小径に知らず知らず迷い出てしまって、押し潰されそうになっている状態であることが見えてきます。

また、大通りをみんなと一緒に歩いてきたけれども、ある時ふと、その不自然さが心の中に空虚さを生む。そして、「生きることというものがこんなものだとしたら、私は生きているのがつまらない。だから、もう十分なので死にます」と言われるようなケースもあります。一〇代、二〇代でそういうことを感じている人が結構いる。そういう人は、空虚さや不自然さを敏感なアンテナできちんと感じ取ってきたからこそ、行き詰まったのだと見ることも出来るでしょう。

「死にたい」と言っている人は、中に閉じ込められた「本当の自分」が窒息しそうで、「もうイヤだ」と言っているのですが、そういう人たちが、メメント・モリの儀式を知らずしてやっていることがあります。それは、自傷行為のことです。

手首を切るという行為は、死に近づくことではあっても死そのものを望んでいるのとはちょっと違う。では、なぜそんなことをするのか。それは痛みを感じたり血を見たりといったことを通して死というものにちょっと近付き、自分の身体や命というものを再確認するわけです。多くの場合、リストカットした直後にスッキリすると聞きますが、それはメメント・モリによって少しだけ生の力が回復したからなのでしょう。ですから、ただ単に「切っちゃいけません」と禁止したとしても、そう簡単にこれが終わることはありません。つまりそこでは、ある種の自己治療が行われているのです。ですから、この局面で大切なのは、これが本人の自己治療のあがきであることを理解できる目を持ち、「本当の自分」を蘇生させる別の道筋を共に探していくような援助なのです。

死に近づく人間

そう思っていろいろ見ていきますと、ああ、これはメメント・モリをやっているんだなと理解できることが人間には結構あることに気付きます。

例えばカーレーサー。別に頼まれて義務でやっているわけじゃないけれど、自分からいつ死ぬか分からないことに賭けていく。いつも死の隣にいることで生きることを浄化し、生を確認しているのでしょう。スカイダイビングなども、なぜわざわざ高い上空から飛び降りるのだろうか。パラシュートのヒモを引くことで、死から生へと自分で切り替える。その極限において、俗世の小さなことなど吹っ飛んでしまうからなのでしょう。

そして、戦争というものも、メメント・モリの最大の機会になっていたのではないかということが見えてきます。だからこそ、戦争は簡単には無くならなかったのではないか。

戦争が終わる度に「こんな悲惨なことは今後絶対に止めよう」と必ずみんなが思います。しかし、それでもなぜこれほど戦争の歴史は繰り返されるのか。それは戦場というメメント・モリの場で、人々が生き生きするという見落とされた側面がある。死が隣にあるからこそ、自動的に生が輝いてしまう。

戦争をしかける国では、ほとんどの人が大通りを歩いているものです。そして、ぬるま湯のような生きている実感が乏しい状態の中で、どこかから正義という名の大義名分が登場して、「あの国に侵略されないために、先手を打ってこちらから攻めましょう」というようなことが言われ始める。すると戦争は反対だと考えていたはずの人までもが、自分の奥底で疼《うず》きだす何かに突き動かされて「平和のためだ。戦争を無くすための戦争だ」というスローガンに乗っかってしまうことも起こってくる。それが戦争なのだろうと思います。

ですから、本当の平和とはどうしたら実現するのかと考えてみると、みんなが一人一人の小径を歩くマイノリティになることしかないのではないか。小径では、一人一人が生きること自体がメメント・モリになっているわけで、そうなれば国民の大多数が一つのイデオロギーやムードに支配され流されることは起こらない。それぞれ、自分が生きていること自体、明日死ぬかもしれないという自覚と緊迫感があるわけですから、誰もわざわざ戦争をしようとは思わなくなることでしょう。

また、テレビドラマや映画で、なぜ主人公が不治の病になったり死んだりする筋書きが多いのかと考えてみると、それは、死というものを物語の中にしつらえることによって、メメント・モリの働きで大切なことが照らし出されやすいからではないでしょうか。例えば、タイタニック号が沈んでいく。沈む直前に、登場人物それぞれの人生の総決算が行われる。そこに普段は見られないその人の真実の姿が現れる。観客は、劇場の中の擬似体験ではあっても、メメント・モリが行われ、一瞬、忘れていたものを思い出させてもらえる。そこに感動があるわけです。

パニック障害のメッセージ

メメント・モリが、自分の「心」からの突き上げによって自動的に行われる病態があります。それが、パニック障害です。

パニック発作という症状が起こるのが特徴の障害ですが、この発作は「今にも死ぬんじゃないか」と感じるような強烈な不安の発作です。この、「今にも死ぬんじゃないか」という感じが起こることが、この病態を解く鍵なのです。

「今にも死ぬんじゃないか」というパニック発作によって、本人は死というものに否応なしに直面させられることになります。自動的で受動的なメメント・モリです。

なぜそのような発作がその人に起こる必要があるのか。そこからアプローチしていくと、その人がいつの間にか「本当の自分」から遠い生き方になっていることが明らかになってきます。「まあ、そのうちやるさ」とか、「これは本当の姿じゃないけど、とりあえずこうしていましょう」と、どこかでごまかして日々をこなしている。一番その人らしい部分が追いやられて、最近大切にされていなかったことが分かってきます。

そこで、たとえば「明日死ぬとして、あなたは何をやり残していますか？　今日一日をどんなふうに過したいと思いますか？」と問いかけてみる。すると、本人もハッと何かに思い当たる。そういったやり取りを行いながら、徐々に押し込められているものの全貌を明らかにしていくわけです。

パニック発作は、電車や飛行機に乗っているときなどに起こりやすいのですが、それはいずれも閉鎖的空間であるために、もともと窮屈になっている「本当の自分」が二重に窮屈になるためなのです。ですから特に、降りたいと思ってもすぐには降りられないもの（飛行機、特急電車）や、地下鉄などで誘発されやすいのです。案外タクシーが平気なのは、いつでも降りたい時に降りられるからだと考えられます。

不眠とは

不眠は、どの病態においても起こりうるとてもポピュラーな症状です。しかし、「眠らない」と「眠《い》れない（不眠）」の違いは何か、また、不眠とはいったいどんなメッセージを運んできているのかといったことについては、あまり考えられてきていません。

本来、眠りというものは「身体」の方から自然に訪れるものであって、そもそも「頭」の意志の力でどうにかできる代物ではありません。ですから、「眠らなければ」と考えれば考えるほど、逆に目が冴《さ》えていってしまうことになる。「頭」による「眠れ！」という差し出がましいコントロールに対して、「身体」が意地でも「眠るまい」と反発するからです。

そうしますと、厳しく言えば「眠れない」ことを「苦にする」こと自体、「頭」が「身体」をコントロールできるはずだと思い上がっている状態にあることを示しているわけです。第4講でも触れましたが、一日何時間寝るべきであるとか、毎日何時には寝るべきであると考えること自体が「身体」の自然に反することなのですから。そういうわけで、むしろ「眠くなったら寝ましょう」とか「眠くないので無理に眠ろうとしない」と考える人の方が、自然な眠りを迎えやすいことになるのです。

ところで、この不眠が告げるメッセージとは何でしょうか。

これは、長い間私には謎でしたが、ふと「毎晩眠るということは、毎日死ぬことである」ということに思い至って、やっと解読の糸口がつかめてきたのです。そう考えてみると、「不眠とは死ぬに死ねない状態である」ということになる。「死ぬに死ねない」というのは、幕を下ろす気になれないということであり、「今日という一日を生きたという手応えがない」という未練があることを示しているのです。

このように考えるようになってから、クライアントにも自分自身にも、一日の最後に眠れない場合には、「ほんの少しでもよいから、自分らしい時間を過ごすように」と勧めるようになりました。

この「自分らしい時間」の内容は、人によって千差万別です。読書の人もあれば、音楽を聴く人もある。身体を動かすことや、日記をつけることかもしれない。いずれにせよ、その人らしい充実感がわずかの時間でも味わえると、不思議と眠気が自然に訪れるものなのです。よく「体を動かして疲れれば眠くなるだろう」と運動をする方がありますが、これは運動することが「その人らしい時間の過ごし方」である場合に限って有効なのです。ですから読書タイプの人がやっても、まったくの空振りに終わってしまいます。

蛇足ですが、眠りを死と同質のものと捉える視点は、文豪ゲーテや人智学を提唱した思想家ルドルフ・シュタイナーにもあるようで、これはなかなか面白い符合だなと感じています。

第10講
螺旋の旅路
〜自分を求め、自分を手放す〜

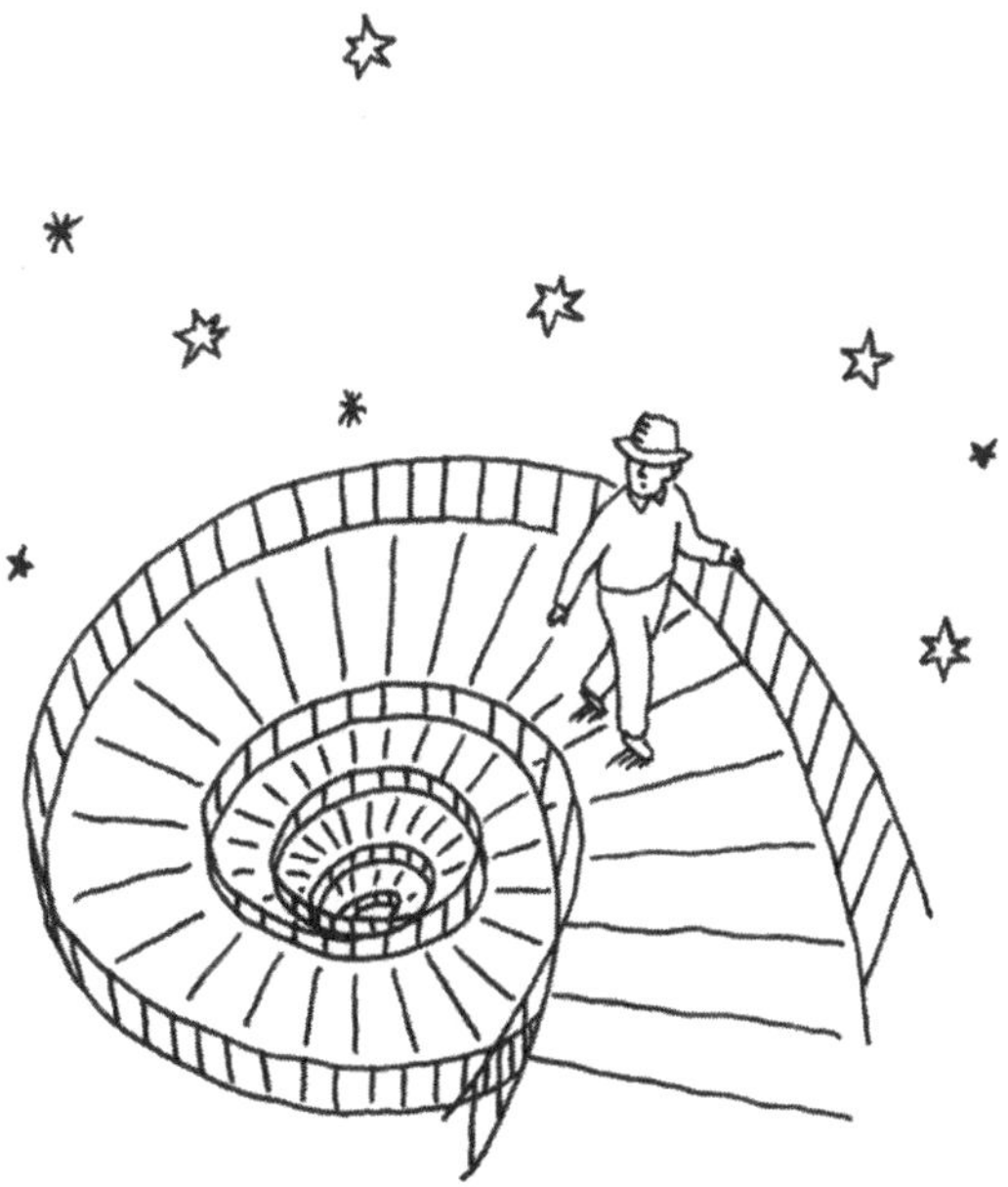

夏目漱石の「自己本位」

この時私ははじめて文学とはどんなものであるか、その概念を根本的に自力で作り上げるよりほかに、私を救う途はないのだと悟ったのです。今まではまったく他人本位で、根のない萍《うきぐさ》のように、そこいらをでたらめに漂っていたから、駄目であったということにようやく気がついたのです。私のここに他人本位というのは、自分の酒を人に飲んでもらって、後からその品評を聴いて、それを理が非でもそうだとしてしまういわゆる人真似をさすのです。一口にこういってしまえば、馬鹿らしく聞こえるから、誰もそんな人真似をするわけがないと不審がられるかも知れませんが、事実はけっしてそうではないのです。近ごろはやるベルグソンでもオイケンでもみんな向うの人がとやかくいうので日本人もその尻馬に乗って騒ぐのです。ましてそのころは西洋人のいうことだといえば何でもかでも盲従して威張ったものです。だからむやみに片仮名を並べて人に吹聴して得意がった男が比々《ひひ》（どれもこれも）皆是《これ》なりといいたいくらいごろごろしていました。他《ひと》の悪口ではありません。こういう私が現にそれだったのです。（中略）つまり鵜呑《うの》みといってもよし、また機械的の知識といってもよし、とうていわが所有とも血とも肉ともいわれない、よそよそしいものをわがもの顔にしゃべって歩くのです。しかるに時代が時代だから、またみんながそれを賞めるのです。

けれどもいくら人に賞められたって、もともと人の借着をして威張っているのだから、内心は不安です。手もなく孔雀《くじゃく》の羽根を身に着けて威張っているようなものですから。それでもう少し浮華を去って摯実《しじつ》につかなければ、自分の腹の中はいつまで経ったって安心はできないということに気がつきだしたのです。

（中略）

私はこの自己本位という言葉を自分の手に握ってからたいへん強くなりました。彼ら何者ぞやと気慨《ママ》が出ました。今まで茫然《ぼうぜん》と自失していた私に、ここに立って、この道からこう行かなければならないと指図をしてくれたものはじつにこの自我《ママ》（己）本位の四字なのであります。

夏目漱石『私の個人主義』より　中公クラシックス

夏目漱石は三三歳でイギリスへ留学しましたが、その頃からある種のうつ状態に陥っていきました。「他人本位」であった漱石は、西欧の個人主義の中で押し潰されそうになったのです。しかし、ここで述べられているように、漱石はその後「自己本位」というあり方をつかむことによりその状態から脱し、文学者として力強い歩みを始めていきました。

彼をうつ状態に追いやったものの正体が「他人本位」であったわけですが、それは、「自分の酒を人に飲んでもらって、後からその品評を聴いて、それを理が非でもそうだとしてしまういわゆる人真似」と言っているような、自分がない状態のことです。第2講になぞらえてみれば「0人称」であったということで、これを神経症的な状態と言うこともできるでしょう。漱石は、そこで苦しみ、苦しみからギフトを受け取り、ついに「一人称」の自分を獲得した。それが「自己本位」なのです。

裸の王様

人は生まれてのち、親をはじめとする「社会」と接していくなかで、適応のために「他者の視点」というものを獲得していきます。これは、社会性を身につけることであり、「相手の身になる」ことが出来るようになることですが、一方「人からどう思われるか」を気にする傾向や「他人と自分を比較する」ことにもつながっていきます。第8講でも話しましたが、問題は、これにより形成されていく「偽りの自分」によって、次第に「本当の自分」が窮屈になっていってしまう点にあります。漱石の言う「他人本位」はそこで作られてしまうものなのです。

アンデルセンの『裸の王様』を材料に、この問題について考えてみましょう。

おしゃれ好きな王様は、仕立て屋に扮したペテン師に「この世で最も素晴らしいお召し物を仕立てましょう」とそそのかされます。そのお召し物は「馬鹿者か今の地位にふさわしくない者」には見えないというふれこみで、それは城下の民衆にも聞こえ渡っていきました。お召し物が仕立てあがり、とはいってても誰にもそんなものは見えませんでしたが、王様はそのお披露目のために城下をパレードしてまわります。そこで民衆は何も身につけていない裸の王様を見たのにもかかわらず、口々に「なんて素晴らしいお召し物でしょう！」と誉めそやしたのです。しかし、そこにいた一人の子供が「でも、王様は裸じゃないか！」と叫んだので、人々は手のひらを返したように同調して「王様は裸だ！裸だ！」とはやし立てました。王様自身ももちろん、自分が裸であることを知っていましたから、恥ずかしくなって慌ててお城に逃げ帰ったのでした。

皆さんもよくご存知のお話ですが、これはあらすじを私なりに要約してみたものです。ここで王様や子ども以外の城下の人たちの言動は「他人本位」なもの、つまり神経症的なものです。神経症的であることを「神経症性」と言いますが、それは自分の真に感じたこと・考えたことを押し殺し、「他人にこう思われたくない」「他人にこう見られたい」の方を優先してしまうことを言います。

このお話でも、「馬鹿者か今の地位にふさわしくない者」と思われたくないという神経症性が人々を支配していて、自分の目で見たこと（王様は裸だ）が後ろに引っ込んでしまっているわけです。彼らの内面についてより詳しく言えば、「自分にはお召し物が見えないから、自分は馬鹿者かもしれない」という強い不安があった。しかし「決してそれを人に覚《さと》られてはならないから、見えていることにしよう」とした。しかし、子どもが「王様は裸じゃないか！」と叫んだことで一転して「やっぱりそうか」と思い、みんなに続いて

「裸だ！」と叫びだす。このように、彼らにはどこにも「自分」がないのです。

さて、この子どもが叫んだあとに「そんなこと言うもんじゃありません！　みんなに馬鹿だと思われるでしょ」と親にたしなめられる展開の方が、私たち日本人にとってはずっとリアリティがあります。私たちは程度の差はあれ、そのように育てられてきているわけで、叱り言葉も「そんなことしたらみんなに笑われるでしょ」とか「そんな格好してたら近所に恥ずかしいわよ」といった神経症的なものだらけです。

私たちは幼い時から例外なく、現世に適応するために理性というツールを駆使して自己コントロールをしたり、人間関係に配慮することが大切だと教わってきています。それは人間が社会的動物である以上やむを得ないことです。しかし、問題となるのは、これがあくまで「処世術に過ぎない」という但《ただ》し書きが伝えられていない場合で、特に神経症的な人が教育やしつけを行うと、処世術を伝えているつもりで神経症性そのものをすり込む結果になってしまいます。指導者をお手本にしたモデリング（模倣）が行われるわけです。

「自信」について

「自分に自信がないのですが、どうやったら自信が持てるようになるんでしょうか」という悩みもよく聞くものですが、これもまず「自信」とは何かということを明らかにしなければ、本当の解決には到達できません。

「自分を信じる」と書いて「自信」なのですが、ここには、細かく言えば二つのポイントがあると思います。一つは「信じる」とはどういうことなのかということ。もう一つは、信じる対象としての「自分」とは何かということです。

「信じる」とは本来、何の保証書もなしに、根拠なく行われるものです。「信じる」の究極は「神を信じる」というような信仰心だろうと思いますが、信じる人は神の存在証明を求めたりはしません。ですから、もし「信じる」に根拠がくっついていたならば、それはもはや「信じる」ではないのです。「自信がない」という人に、「どうやったら自信が持てると思っていますか？」と逆に質問をしてみますと、「仕事が続けられる自分になったら」とか「人に認めてもらえたら」とか、何らかの根拠を求める答えが返ってきます。それでは自分の外にある根拠を信じているのですから、本当は「他信」とでも言った方がよいのかもしれません。

そう考えてみますと、「信じる」というのは「愛」のひとつの表れであることが分かってきます。「愛」も「信じる」ことも、根拠なし見返りなしに行われる「心」の働きです。逆に根拠などを求めるのは、もっぱら「頭」由来の「欲望」なのです。

さてもう一つの問題、信じる対象としての「自分」とは何かということですが、それはスキルや実績、はたまた資格や職業、地位といった自分の「属性」なのでしょうか。これらはどれも、「頭」が根拠として喜びそうな社会的評価ばかりです。それらは別に「信じる」必要もない保証書そのものです。ですから、それは「信じる」の対象ではないはずです。

第3講の最後で、「心」=「身体」を自然や宇宙とつながったものと捉えましたが、私はそれを「信じる」ことが「自信」なのではないかと考えます。ですから、「自信」の「自」を、「自然」の「自」と考えてみてもよいのではないかとも思うのです。「自分」という言葉では、どうにも有限な一個人のイメージが付きまといます。そういう限界のあるものを「信じる」ということ自体、土台無理があるともいえるわけで、底がぬけて自然とつながっているような無限に開かれた自分ならば、「信じる」こともすんなり出来るのではないでしょうか。現に、アイディアが湧いたり、インスピレーションが訪れたり、火事場の馬鹿力が出たりするのは、そういう開かれた自分があるからではないでしょうか。

心の戸締まり

また、面接でよく耳にするのは、「私、人間不信なんです」という言葉です。「人間なんてもう誰も信じられません」とおっしゃる。そこで「前のあなたは、人間についてどう思っていらしたんですか？」と聞いてみますと、例外なく、前は無用心に人間を丸ごと信用していたということが分かります。

この世の人間に、百パーセントの聖人君子はいません。この人間という不完全な存在に対して、百パーセント信じるということでは、問題が起きてきて当然なのです。つまり、必ずや裏切られることになる。そこで百パーセント人間は信じられませんという話にひっくり返ってしまう（特に人格障害の人にはそういうall or nothingの傾向が顕著にあります）。

この、丸ごと人間を信じていた状態というのは、玄関のチャイムがピンポンと鳴った時にノーチェックでドアを開けるようなものですから、強盗や押し売りが入ってくる危険性もあります。それで一度ひどい目に遭うと、「人間不信だ」と言い、誰が来ても決してドアを開けないようになってしまう。

こういう方には「心の戸締まりが大切だ」ということをお話しします。玄関チャイムが鳴ったら必ずのぞき窓からチェックをして、それで大丈夫だったらドアを開け、「いらっしゃい」と迎え入れる。しかし、怪しい人であればキッパリと「お帰りください」と言うことが必要なのです。

そこから考えると、オープン・マインドとか「心を開くことが大切」と言ったりするのは、ずいぶん乱暴な話だと思います。痛い目に遭って懲りている人に、「人間は信じられるよ」というきれい事をいくら言っても仕方がありません。ここでは、人間を丸ごと信用していたという以前の前提について問題意識を向けてもらうことが重要です。そこで決まって明らかになってくるのは、「人を疑ってかかってはならない」とか「まず相手の良いところを見るようにしなさい」といった道徳がその人の「頭」に強くすり込まれていたことです。

どんな人間も、聖なる部分も邪なる部分もあわせ持っているわけで、人を信じるといっても、このいい部分を信じるということまでしかできないはずです。百パーセント信じる方が話としては美しいでしょうけれど、それは、相手に神と同じ完璧さを要求する「欲望」を向けることにほかなりません。この美しい偽りの道徳は、その陰に厚かましい「欲望」を秘めているものなのです。道徳というものは、このように美しい嘘を含んでいる場合が往々にしてあります。それが人間の「頭」にすり込まれると、物事をあるがままに見ることを妨げ、認識を歪めることになるのです。

日本ではピンと来ないかもしれませんが、海外に行った時には街でも地下鉄の中でも、まず人を見たら「スリではないか」と疑ってかかることが必要なのはご存知だと思います。それは嘆かわしいことではあるけれども、ありのままの実情を認識すれば、当然、自己防衛せざるを得ないわけです。しかし、決してすべての人間をスリと見ているわけではないわけで、この人がスリなのかどうかを一々見極めるだけなのです。

この「人間不信」の問題は、詰まるところ人間というものの実体をありのままに認識することによってしか解決されないものです。そのためには、ありのままの認識を歪めるような偏《かたよ》った道徳が「頭」の中にすり込まれていないかどうかを、丁寧に点検する必要があるのです。

親鸞の悪人正機説

人間に百パーセントの聖人君子はいない、ということを話してきましたが、これに関して浄土真宗の開祖の親鸞聖人《しんらんしょうにん》は、「善人なをもて往生《わうじやう》す。いはんや悪人をや」（『歎異抄《たんにしょう》』）という言葉で深い人間観を示しています。

これは悪人正機《しょうき》説といわれている思想なのですが、解説すると「慈悲深い仏さまは、自分の力で努力して善人になれる人をも救って下さるのだから、ましてや、自分の力が足りなくて悪人に留まっているような哀れな人間のこともきっと救って下さるはずだ」という意味です。この前者を「自力作善《じりきさぜん》」の人、後者を「他力本願《たりきほんがん》」の人と呼びます。

しかし、この言葉はそう単純ではありません。こんなふうにも読めるのです。

「『自分は善人になれた』と思い上がっているような人間も仏さまは救ってくれるんだから、どんなに一生をかけて励んでも煩悩を消し去ることなどできないことを率直に認めている人間のことは、なおのこと救って下さるだろう」と。

これは、煩悩と切っても切れない人間存在は、よほど自己欺瞞《ぎまん》でもしない限り「善人」と言い切れるような存在になることはできないという、深い人間認識なのです。この意味を込めて、親鸞は人間を「凡夫《ぼんぷ》」と呼びました。

「善い人間になりましょう」というレベルの道徳が生み出すのは、せいぜい自分の中の煩悩を見ないようにして（これを空海は「遮情」といったわけですが）、善なる部分だけを「自分」と見做《みな》すようなあり方の人間です。

病態水準について

精神的な障害について、精神医学では障害の深さで大まかな分類をすることがありますが、これを「病態水準」と言います。これ自体は専門的な話なのですが、ここでは「自分」を自分がどう見做して扱っているかということの違いがたまたまその病態水準というものに対応しているので、すこし触れておきたいと思います。

図10-1は、第7講にあった図7-2と基本的には同じもので、大きい人が「頭」であ

り、小さい人が「心」=「身体」を示しています。

これは同時に、先ほどの話に寄せて考えて、大きい人が「善」なる部分、小さい人が「悪」という見方をしても使えます（それは、決して「頭」が善で、「心」=「身体」が悪という意味ではありません）。

1の自然な状態においては、大きい人も小さい人も「自分」を仲良く共同で構成していますし、善も悪もどちらもある「自分」です。ですから、親鸞の言う「凡夫」として、悪人の自覚ができている状態に相当します。

次の神経症水準になりますと、大きい人によって都合が悪い場合に限って、小さい人は

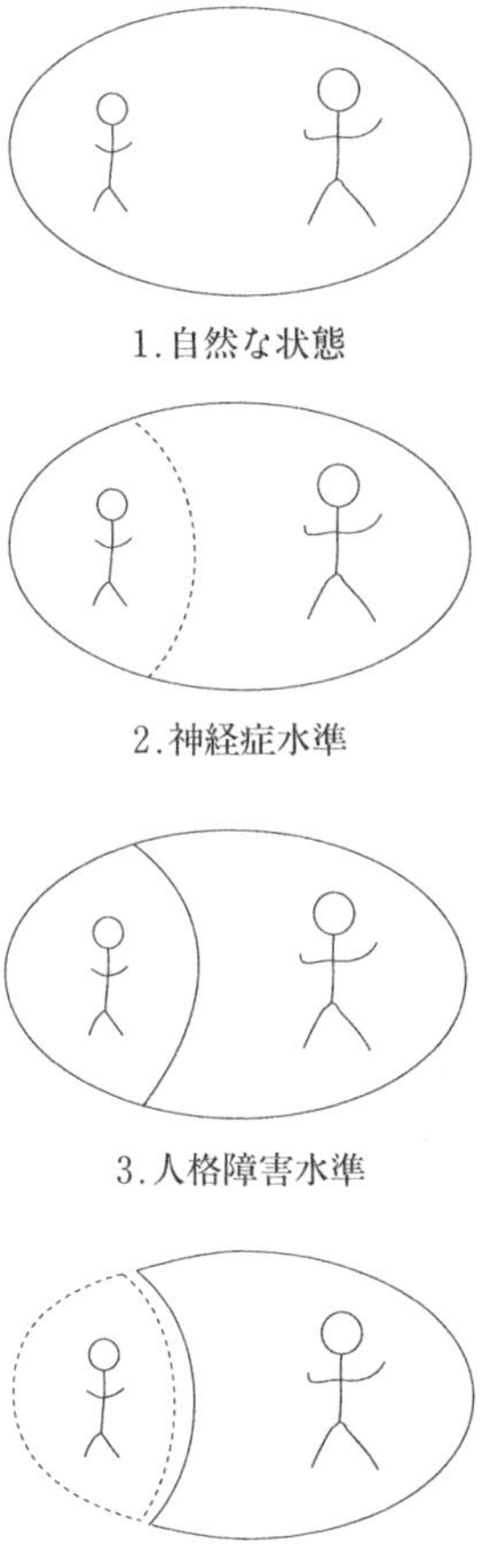

図10-1　病態水準

奥に追いやられます。ちょうど、お客さんが来た時に、子どもが邪魔なので「自分の部屋で遊んでいなさい」とされる感じです。「自分のここは好きだけれど、ここはみっともないから隠しておきたい」という状態です。

3の人格障害水準になりますと、大きい人が小さい人を激しく毛嫌いし、奴隷のように扱います。小さい人を大きい人は認めません。小さい人は、自分の中の善なる部分だけが自分でなければ許せないと思っています。ですから、家の中にはいるものの、いつも座敷《ざしき》牢《ろう》のような所に隔離されています。小さい人は不当な扱われ方にたまりかねて、時々座敷牢を破って、家の中で暴れ出します。これが、衝動行為や自傷行為に相当します。

最後の精神病水準では、小さい人は大きい人に勘当されてしまっていて、もはや自分の中にはいないことになっています。もちろん本当はいるのですけれど、大きい人にとってはもう他人なのです。ですから、小さい人が大きい人に何かしてくれば、それはすべて他人からされたのと同じ感じになります。これを「他者性を帯びる」と言いますが、幻覚や妄想はそういうからくりで起こってくるわけです。

もう一つ、図10-2のような場合もあります。これは心因性健忘、つまり記憶喪失の場合です。小さい人が大きい人の傍若無人《ぼうじゃくぶじん》ぶりに反逆し、革命によって追放に成功したわけです。しかし、さまざまな過去の情報も同時に追放してしまったので、記憶を失くし不都

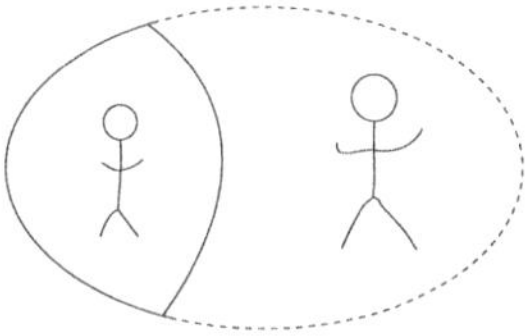

図10-2　心因性健忘

合が生じています。しかし困ってはいても、精神的には大変穏やかな感じです。何しろ小さい人による新しい国作りが始まっている状態なのですから。

さて、これらの大きい人・小さい人の図で私が表そうとしたのは、自分自身との関係のさまざまな水準のことでもあります。本当の意味で自分を「愛」していると言えるのは1の状態で、2は時々あやしい。1の状態が自然な状態なのですが、現代の多くの人たちは実際には2あたりに相当するのではないかと思われます。3の状態では、自分を嫌悪し部分的に否認しています。4は自分を分断してしまった状態で、今は統合失調症と言いますが元は精神分裂病と言われていました。

これらの図は、さまざまな障害について理解するうえで、個々の症状がどうかということとよりも、諸症状をひき起こしている根源的問題が何なのかということを直接イメージし理解する役に立つはずです。

自力と他力、主観と客観

先ほどの親鸞の話で「自力作善《じりきさぜん》」「他力本願《たりきほんがん》」ということが出ましたが、戦後アメリカで仏教思想の啓蒙に大きな役割を果たした仏教学者鈴木大拙《だいせつ》は、自力と他力について次のように述べています。

自力というのは、自分が意識して、自分が努力する。他力は、この自分がする努力は、もうこれ以上にできぬというところに働いてくる。他力は自力を尽くしたところに出てくる。窮すれば通ずるというのもこれである。意識して努力の極点に及ぶというと、もうこれ以上はできぬと思うところがある。ここを突破する、いわゆる百尺竿頭《かんとう》一歩を進めるというか、とにかく一歩を踏み出すというと、ここに別天地がひらけてくる。そこに自分の意識していなかった力が働き出る。それを真宗の人は他力と名づける。禅宗のほうでは大死一番ということになる。心理学の立場からいえば同じく心理的経験であるから、その知的立場においてこそ相違すれ、経験の事実においては、同じ現象であるといわなくてはならぬ。真宗といい、禅宗といい、その説明するところは、非常に違うけれども経験そのものを、心理学の上から研究するにおいては、私は何も変わったことはないと思う。これを意識下の精神活動ということに当てはめたいと思う。

心理学というものも、推し進めてゆくと、話は心理を越えて他の世界へ出なければならぬようになる。心理学が宗教か哲学に転じなくてはならぬ。心理学が窮して宗教に通ずるとでもいうべきか。われわれが心理学的に、この意識の底の底まで、奥の奥へとはいって、突き破ったところは、宗教的解釈の領域であらねばならぬ。底の底まで進んで破れないというところまで進んで、やがて自力を捨ててしまう、そして捨ててしまったところに、自然に展開してきたところの天地、その天地というものは、やがてまたわれわれの客観界ではないのか知らんと思う。あるいは絶対客観とでもいうべきであろうか。客観と主観、われわれが心理学でも、論理学でも、二つを考えているが、その主観と見ているところの一方の根源を尽くすというと、それがやがて、客観と見ておったところの、他方にずっと抜け出る。……

鈴木大拙『禅とは何か』第一回　第五講「心理学から見た禅」より　春秋社

この文でとても興味深いのは、自力と他力の問題が、そのまま主観と客観の問題に発展しているところです。しかも、どちらについても「窮すれば通ず」という螺旋《らせん》状の変化成熟を見ているわけです。私たちは主観を持っているわけですが、いざ客観的になろうとした時に、たいていの人は主観を押し殺して客観的になろうとします。しかし、これが大きな過ちであることを知っておかなければなりません。

よくクライアントから、他で受けたカウンセリングについて「壁に向かって話しているようだった」という感想を聞くことがありますが、これなどはセラピストが客観的・中立的でなければならないと教育されてきたための弊害であろうと思われます。主観をなくして客観的であろうとするやり方は決して成功せず、このようにせいぜい「壁」になることに行き着くに過ぎません。それは、客観的になったのではなく、非人間的になったと言った方が近い。空海が「遮情」として警告していた状態に陥っているわけです。

このような過ちは、主観と客観についての本質的理解が欠けていることによるものです。まずは、主観というものが「信頼性に乏しく、『独りよがり』と同じようなものだ」と捉えられていることが問題です。主観は「心」に由来するもので、「頭」に由来する客観に比べて、そもそもはるかに優れた洞察力を持っています。ですから、主観というものは、元来、十分に信頼に足るものなのです。

それでは、「独りよがり」ということと、信頼に足る主観との違いは何でしょうか。これは、第7講の「わがまま」の話と全く同じからくりになっています。「我がまま」になっていない人が「ワガママ」であったのと同じように、主観に徹することが出来ないと偏った「独りよがり」になってしまうのです。逆に、主観に徹して主観の純度が高ければ高いほど「独りよがり」にはならず信頼性の高い認識になるのです。

主観の純度を低下させる不純物とは一体何だろうか。それは他でもない、客観なのです。

客観が混入したとき、主観は曇らされてしまいます。客観とはそもそも、さまざまな主観の最大公約数的なものに過ぎません。たいていは、他人から異論が出ない程度の無難なもので、数量化や用語による記述が出来るといった条件を満たしたものだけを客観と言って有難がっているわけです。これは、見方によっては実に神経症的なものです。人間という複雑な生命現象を理解する上で、このような客観といった精度の悪い方法論では、最も重要なエッセンスを捉えることは出来ません。「独りよがり」の弊害は起こりにくいかもしれないが、益するところもないわけです。客観という概念へのこの無条件の信仰は、科学技術の発達によるところが大きいのですが、その科学ですら、客観という概念が厳密には成り立ち得ないということを、最先端の量子力学などの分野では、随分前から論証してきているようです。

　ここでも、あの螺旋状の思考が必要とされます。「独りよがり」を無くすためには、主観を抑えることが必要なのではありません。「遮情」ではなく、「煩悩即菩《ぼんのうそくぼ》提《だい》」なのです。自分の中にある主観をむしろしっかりと育てていくこと、その純度を高めていくように磨きをかけていくこと。そうやって主観の純度が高いものになってはじめて、真に「独りよがり」と縁が切れる。そこでは、もはや客観は凌駕《りょうが》され、その認識は主客の別を超えるものになっていくわけです。主観をしっかり育てていくことによって、主観も客観も乗り越えられ、一つ上の次元の認識に到達する。これが、螺旋状の変化成熟過程なのです。

　主観というものは、当初「自分」「自己」「自我」などと言われているものに属しているのですが、純度を高めてある地点を超えたとき、この「自」が消えます。それはすなわち、主観の「主」が消えるということです。このようにして獲得された主客を超えた認識こそ、物事をあるがままに観ることを可能にするのです。

人間の変化成熟のダイナミクス

これまでさまざまな切り口で見てきた人間の変化成熟のプロセスを、少々乱暴ではありますが、これまで使ってきたキーワードを用いて、総括的に整理してみたいと思います。

A. 生まれたての状態。「本当の自分」のみだが、純粋でこわれやすい。「自分」という意識は未だない。

B. 徐々に社会適応のために神経症性や「偽りの自分」を身につけていく。しかし、時々窮屈さを感じた「本当の自分」が反発する。いわゆる反抗期。必死で「自分」を獲得しようとする。一人称を模索する。

C. 反発の挫折と社会への屈服。「偽りの自分」に「本当の自分」が飼い馴らされる。社会適応が完成し、一人前の社会人になる。神経症性のピーク。「他者本位」。0人称。駱駝。

D. 「本当の自分」が反逆を始めようと疼《うず》きはじめる。自分を見失ってしまったための苦悩が起こったり、心身の不調や、急に起こってしまう不適応などの形でシグナルが現れてくる。「他者本位」の行き詰まり。

E．「本当の自分」による革命動乱。溜め込まれていた怒りの噴出。一人称の実現。個人主義。「自己本位」。自力。獅子。

F．「自分」という一人称が消え、大いなる存在にゆだね、自然や偶然に身を開いていく。宗教的な意味での0人称。他力。小児。純粋さと強さの共存。創造的遊戯。

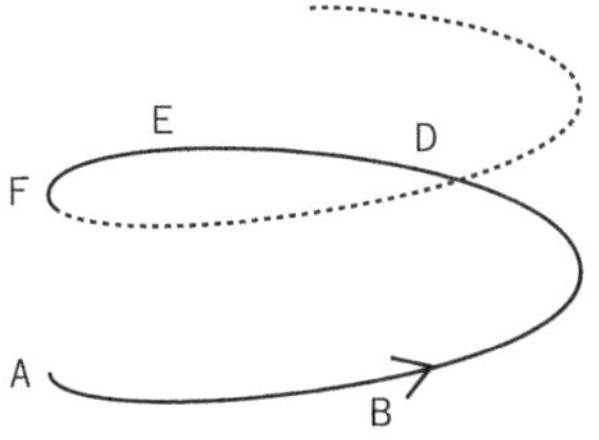

図10-3　人間の変化成熟のプロセス

螺旋の図の上に各段階を記してみました（図10-3）。従来の発達心理学などでは、Cがゴールであるような考え方でした。分析心理学を創始したユングは、その先のプロセスを「個性化」と呼んで大切な成熟過程と考えましたが、私もC点では、まだ道半《なか》ばだと考えます。しかし、C点で固定して古びていってしまうような人がかなりを占めているのが今の社会です。その先を進み、F点から「第二の人生」を始めていくことが、真に生きることであると私は考えています。

なぜ生きるか？——なぜなし

「生きる意味が分からない」という悩みについて、相談を受けた側は何を考え、どう答えることが出来るのでしょうか。もちろん、お手軽な「これが生きる意味です」というものがあるはずもありません。それでは、どこから考えていくことが出来るのでしょうか。

「如何《いか》なるか是祖師西来《これそしせいらい》の意」
「庭前《ていぜん》の柏樹子《はくじゅし》」
『無門関《むもんかん》』より

これは、禅問答の一つです。「祖師である達磨《だるま》さんがインドから中国の方にわざわざ来られた（西来）のは、一体どういう意図があったのでしょうか？」と弟子が師匠の趙州《じょうしゅう》に質問をした。すると趙州は、「庭さきの柏《かしわ》の木」と答えたという話です。

「どういう意図があったのでしょうか？」と弟子は尋ねた。師匠はそんな弟子の質問に、全く答えていません。というか、相手にしていない。それは、弟子の問いが「なぜ？」という類のものだったからです。「なぜ？」「どんな目的で？」「どういう意図で？」といった質問自体が、弟子の迷いを見事に反映しているのです。

そもそも「何かのために」という意図があったと考えて、それを知ろうと「なぜ？」という問いを発すること自体が、「頭」の理性中心の発想なのです。「愛」と「欲望」の話で考えてみれば、「～のために」と見返りを期待して行われたものは「欲望」ということになります。つまり、純粋な「愛」の行為には「～のために」というものは含まれないのであって、もし「なぜ?」に答えられるような理由が含まれているようでは、その行為は「欲望」の仕業《しわざ》ということになります。この禅問答は、そういう発想に対する厳しい戒めを含んでいるのです。

さて、ここで趙州の一見はぐらかしたような答えは、単なる戒めだけなのでしょうか?ここには、実はきちんとした趙州の考えが示されています。

庭さきに生えているこの柏の木は、何かの目的があってどこからか歩いてきてわざわざ植わっているわけではない。あるべくしてただそこにある、ただそこに生えている。そういう「あるがまま」にあるものに対して、人為的な計らいが、目的、意図、意味などを勝手に付与して見ているに過ぎない。そういうことが、この趙州の言葉には込められているのです。

そう考えていきますと、「生きる意味が分からない」という問いについても、「この人は、生きる意味や目的がないと生きてこられなかったんだな」と分かる。確かに、そういうことを考える時期も必要ですし、それはそれでその時期には大切なものでしょう。「私は○○になりたい」とか、「○○のために私は生きる」というふうに人生の目的を考える。
ところが、あるところから先に行くと、そういう考えで進むのではなくなってきます。目的や目標というものは、ある種の導入に過ぎなかったことが分かってくる。そして、それまでとは逆に、目に見えたり言葉に出来たりするような「目的」に向かって生きるということの貧しさや窮屈さも分かってきます。そしてはじめて、何か大きな「流れ」が私たちを運んでいるのだということが感じられてくる。つまり、「自分らしく生きる」ということを追いかけてゆくうちに、主語の「自分」が消え、天命とでも言うべき大きな力が自分を動かし生かしていることに気付くのです。

第3講でも出てきた神学者エックハルトもこの点について、同じようなことを述べています。

> なぜならば、神をある仕方でさがす人は、その仕方を手に入れるだけで、その仕方のうちに隠れる神をとらえることがない。しかし神を、いかなる仕方もなしにさがす人は、神をあるがままの姿でつかむのである。そのような人こそ、子と共に生きる人であり、つまりは命そのものなのである。だれかが命に向って千年もの間、「あなたはなぜ生きるのか」と問いつづけるとしても、もし命が答えることができるならば、「わたしは生きるがゆえに生きる」という以外答はないであろう。それは、命が命自身の根底から生き、自分自身から豊かに湧き出ているからである。それゆえに、命はそれ自

身を生きるまさにそのところにおいて、なぜという問なしに生きるのである。もし、だれかが、自分自身の根底から働く、真理を得た人に、「なぜあなたは、あなたのわざをなすのか」と問うならば、これに正しく答えようとすればこの人はこういう他はないであろう。「わたしは、働くがゆえに働く」と。

『エックハルト説教集』「なぜという問いのない生き方について」より　田島照久編訳　岩波文庫

「わたしは生きるがゆえに生きる」と言っているように、命そのものには本来、意味や目的はないのだということなのです。これは、「生きることは無意味だ」と嘆くペシミストとは全く次元の違うものです。「無意味だ」と嘆いている人は、「意味があるはずだ」という期待が叶わないとして嘆いているのであって、自分が理性の思い上がった働きによって勝手に「意味」を求めているという出だしの大きな過ちに気が付いていないのです。

「なぜなし」ということをここで強調したのは、「なぜ？」という問いがそもそも分別によるものだということをしっかり知っておく必要があるからです。

私たちの現場には、「なぜ？」という問いをたくさん抱えたクライアントがやって来ます。彼らは、身近な家族や友人たちに「なぜ？」と問うことを疎《うと》まれ、封じられた人たちです。情報化社会で種々のマニュアルに囲まれ、受身的にそれを消化することに飼い馴らされた人間だらけの社会において、「なぜ？」という問いは、マニュアル人間にとっては脅威に他なりません。ですから「そんな屁理屈みたいなことを考えている暇があったら、勉強でもしなさい」と、どれだけの子どもたちが言われてきたことでしょう。皮肉なことに、勉強とは本来「なぜ？」を追究するものだったはずなのですが、今や勉強とは、ただ暗記し情報処理することを意味しているのです。

しかし、どんなに禁じられ封じられても「なぜ生きるのか？」「なぜ生きなければいけないのか？」「なぜ死んではいけないのか？」という問いを曖昧にしておいたのではここから先に進めない。そう感じたクライアントがやって来た時、われわれはこれを真正面から受けとめなければなりません。出来合いの道徳的なお説教をするようなことでは、単に道徳というマニュアルを参照してごまかしたに過ぎません。まずはわれわれ自身が、このような「なぜ？」に一度きちんと向き合うこと。その上で、「なぜ？」という問いが、分別という煩悩から来ていることも知っておかなければなりません。

そういう問題は哲学や宗教に任せておけばよい、といった意見もあるかもしれませんが、人間の命や魂の問題を扱う者としても、一人の人間としても、こういうテーマを他人《ひと》任せにするのでなく、時間をかけても一から自らで考え、それを積み重ねながら生きていくべきであろうと、私は思います。

十牛図

本書の最後に、禅でよく引き合いに出される十牛図《じゅうぎゅうず》について触れて締めくくりたいと思います。先ほどは、「人間の変化成熟のダイナミクス」の項で、ごった煮的に人間の変化成熟過程を私なりにまとめてみましたが、この十牛図は、そういった試みの一つの完成形として古くから今日まで伝えられてきたものです。

さっそく、次ページの十牛図をご覧下さい。ここで牛は、いわゆる「悟り」を象徴していると言われています。一人の若者が、ふもとの里を出立《しゅったつ》して、その牛を捜し求めて行く過程を描いた図なのです。

第一図、若者が牛はどこにいるだろうと探している。第二図、若者は牛の足跡を見付ける。第三図、やっと牛を見付けた。第四図、牛を捕まえる。第五図、牛がおとなしく手綱でつながれ、引かれています。第六図、牛の背に乗って、笛を吹きながら楽しそうに家に帰る。第七図、牛は画面から消え、人は月を拝んでいる。第八図、人も牛も共に忘れる。つまり、どちらも画面から消えている。これがよく言われる「円相」です。そこには全く何もない。空《くう》です。第九図、川が流れ、木に花が咲いています。ただそれだけです。第十図、布袋《ほてい》さんみたいな立派なお腹の老人が徳利をぶら下げて、ニコニコとふもとの里に現れる（これが昔の若者だと考えても考えなくてもよい）。ふもとに下りて来て、若者と出

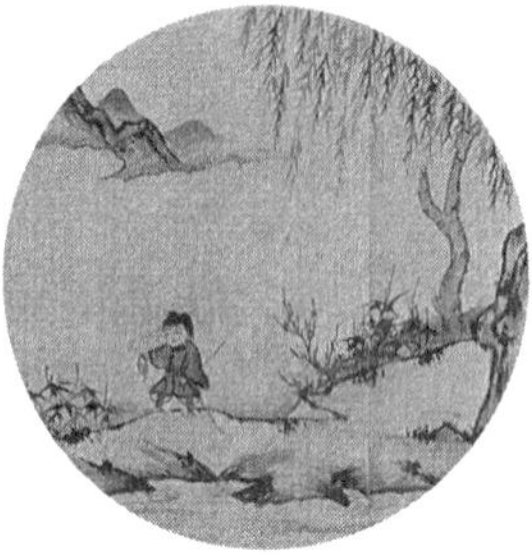
第一図

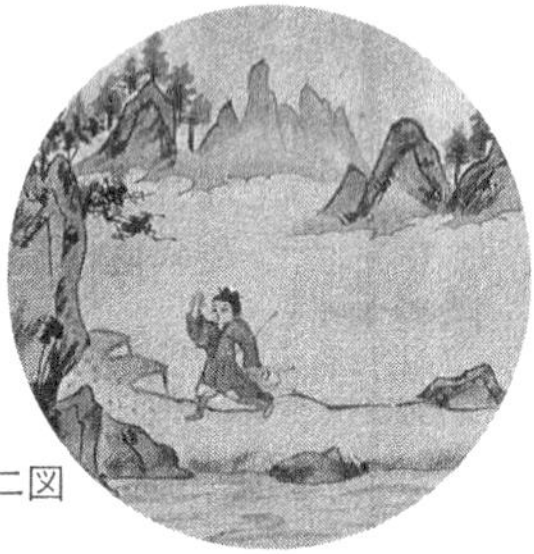
第二図

十牛図　玉室宗珀筆（大徳寺芳春院蔵）

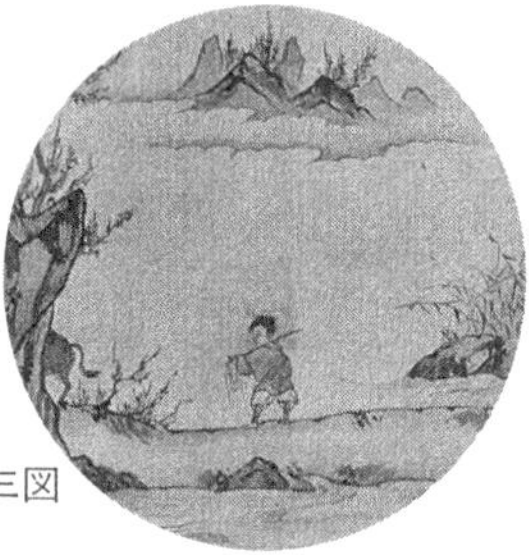
第三図

第四図
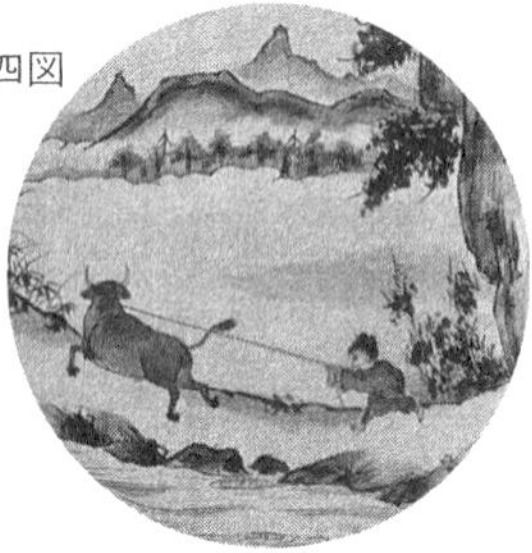

第五図
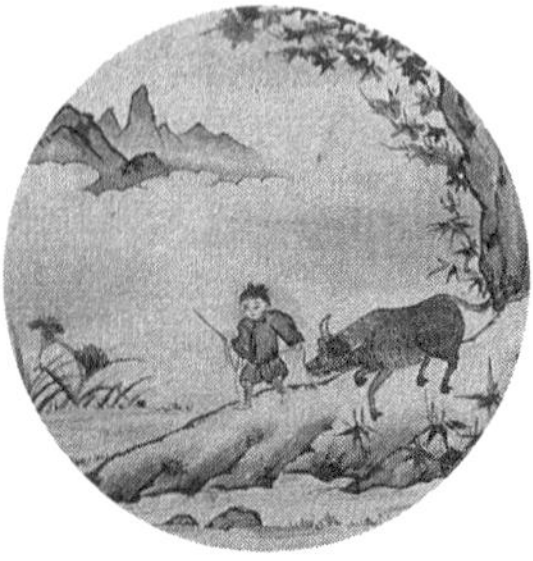

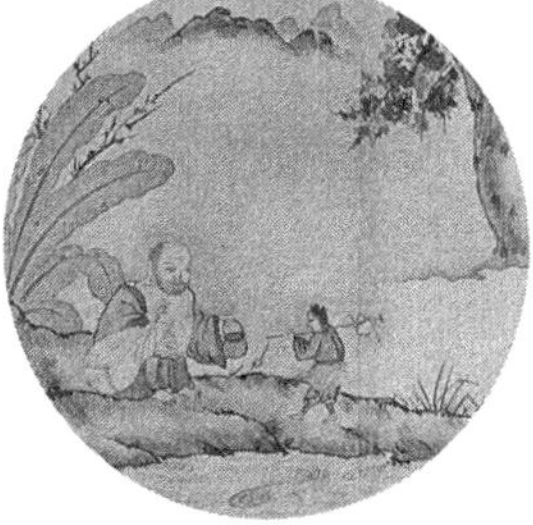

第十図

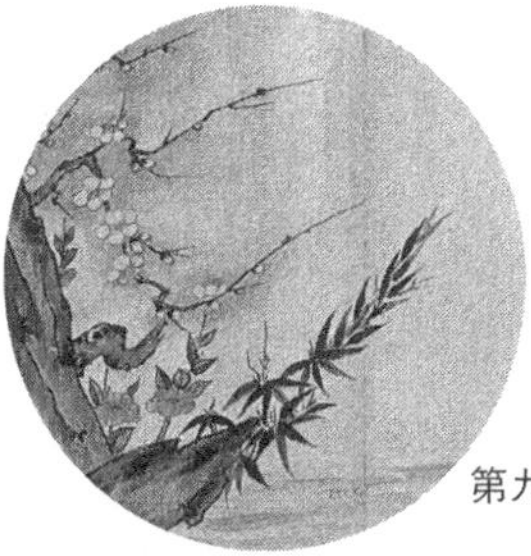

第九図

第八図

第七図

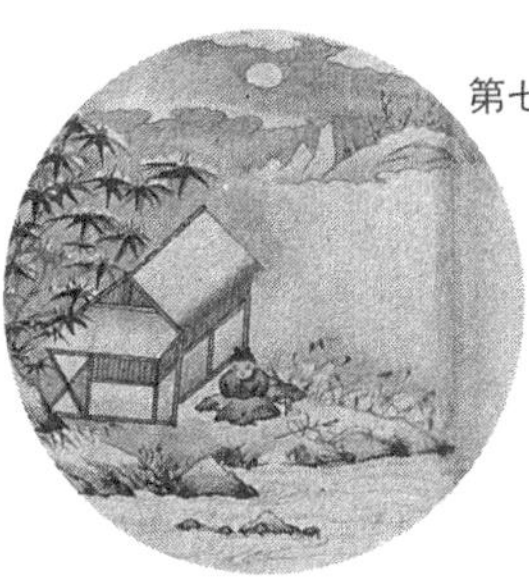

第六図

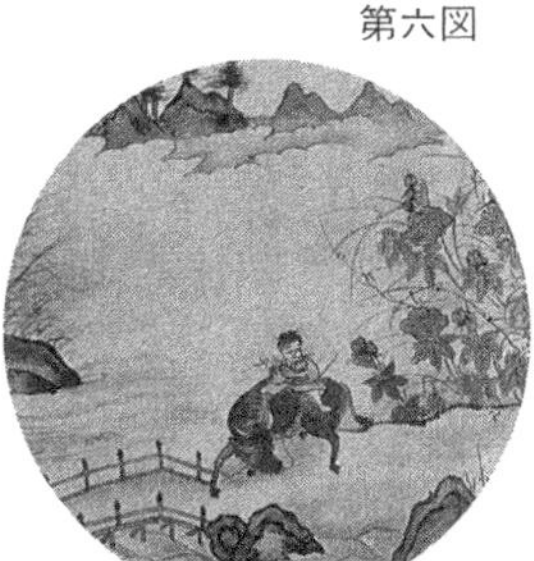

会う。若者は、そこで深い影響を受けます。

ところで、あえて私はこの十枚の図を円形に配置しましたが、それには意味があるのです。第十図で老人に出会った若者は、次に第一図へと旅立って行く若者なのです。ですから、これは円であり、無限の螺旋なのです。

そもそも、これは言葉で書かれたものではなく絵で表されているものですから、見る者が自由にそこに何かを感じ取ってよいわけです。そのために図にして表されている。そこで、この牛を「本当の自分」としてもう一度眺めてみましょう。

第一図でこの若者は、「本当の自分」を見失っていることに気付いた。あわててそれを探し始める。それは、分別・理性というものによって見失ってしまったことにまだ彼は気付いていない。どんどん探しているうちに、山奥にまで分け入って来た。

第二図、いろんな先人の言葉などを頼りに、足跡を見付けた。

第三図、やっと「本当の自分」のしっぽを見つけた。

第四図、暴れ牛のような自分自身を捕えることに四苦八苦し、頑張って手なずける。

第五図、やっと「本当の自分」に手綱を付けて飼い馴らすことが出来た。自分というものをやっと把握し、無理強いせずにやっていけるようになった。

第六図、「頭」と「心」=「身体」が安心して一体となった。余裕も生まれ、のどかに遊

びに興じながら、我が家に帰る。

第七図、牛を求めることは「本当の自分」になるための手段であったし、これまではそれを目的としてきた。しかし、もともと自分は「本当の自分」と「偽りの自分」とに分かれていたわけではなかった。本来の姿になれたとき、「本当の」という形容詞も消え、ただの一つの「自分」になった。

第八図、もう「自分」という主語も消える。悟りも信仰心も何もかも、取りたてて言葉にしたり意識したりするような特別なものではなくなる。これが仏教で言うところの、空《くう》や無に相当する境地である。

第九図、ただ、あるがまま。自然そのもの。人間も草木も川もあるがまま。空や無に執着することもない。

第十図、第七図からは、人里離れた所で仙人のように暮らしていた。「本当の」を忘れ、「自分」を忘れ、「自然」そのものに一体化していた。しかし、そこからふもとの里に帰って行く。山奥の仙人で終わるのではない。ふもとで、人々の前に現れる。お腹のでっぷり出た、お酒が大好きな、聖者か浮浪者か見分けのつかない風体《ふうてい》でニコニコと現れる。彼に出会った人は、決して立派なことを言われるわけでもないが、その存在に影響を受ける。彼に影響を受けたある若者は、はたと自分が牛（「本当の自分」）を見失っていることに気付

く。そして、その若者の旅がまた始まっていく。

このように、十牛図を、人間の変化成熟のプロセスとして眺めてみると、なかなか面白い含蓄があります。これまで人間の変化成熟のプロセスについて、私は、螺旋の図や、ニーチェの三様の変化、「本当の自分」と「偽りの自分」の図などを引き合いにしてお話ししてきましたが、その最後に、この味わい深い十枚の図も付け加えておいていただきたいと思うのです。

私たちが何かを探求するときに、たいていはこの第六図くらいまでしか想像が及ばないものです。しかし、十牛図の素晴らしいところは、その先の第七図以降が描かれているところにあります。ここから先は、「頭」の論理的思考ではとても及びもつかない、豊かな奥行きのある世界が広がっているのです。

今の時点でこれが理解を超えたものであったとしても、是非、頭の片隅にでも留めておいて下さい。われわれもいつかこのような変化を「経験」することもあるでしょうから。

おわりに

一九九九年に私は、精神科医の仕事からいったん離れて、パリで音楽留学生として過ごすために渡仏しました。それは、私にとっては一大決心でした。

日本の社会では医師としてある程度保障されている立場の自分が、それを捨てた状態で、異国の一留学生としていったい何を思うだろうか、私自身にとって精神科医であるということはどんな意味があるのだろうか、そこから私はどう生きることになるのだろうか。そんな不安や期待の入り交じった状態で、それでも、自分の人生を「未知の運命に向かって開いてみたい」と思い決断したのでした。それは、長いこと念願であった、音楽にどっぷりと浸かった生活を一度してみたいという希望に添うことでもありました。

実際、パリでの生活を始めてみると、何者でもないただの自分、少々歳をくった一東洋人留学生に過ぎない自分であることは、実に身軽で、むしろ心地よいものに感じられました。そして、それまで私が日本で感じていたさまざまな違和感や問題意識が、決して的外れではなかったということ、特に、日本の精神風土の神経症性についてなどは、「やっぱりそうだったのか」と確信できたのでした。

パリを離れて地方に行ってみると、そこには、経済的には決して豊かではなくとも、人生を十分に謳歌《おうか》して生きている人たちの姿がありました。そして、なにより美的であることや人生を楽しむことを優先し、それを死守する彼らの生き方を目の当たりにして、日本人がずいぶん前に失ってしまった大切なものを思い出させてもらえたのです。日本人が、仕事を休むことに罪悪感を覚え、遊んだり、休んだり、立ち止まったりすることに後ろめたさを感じるのに比べ、ここにはまだまだ人間らしい生き方が残っているなと、心底嬉しくなったりもしました。

日本を離れるときに、一部の同僚などから「無責任で自分勝手だ」「後先考えない無鉄砲な行動だ」などと白眼視されもしたのですが、パリではフランス人の友人に「立ち止まって自分の人生を見つめ直すことを決断したことは、とても素晴らしいことだ！」と逆に賞賛され、こんなところにも日仏の人生観の違いを象徴的に感じたのでした。

予期せぬことに、パリの日本大使館の方から日本人学校での教育相談員の役目を仰せつかり、その関係で、外務省・文部省（当時）が共同主催するフランス国内の日本人学校や補習校の先生たちの研修会で特別講演を行うことになり、日仏の文化や教育の問題について現地の人たちと話し合う機会も与えられ、さらにいろいろなことを考えさせられました。

フランスでの生活は、コンビニもありませんし、とかく何につけても手間ひまかかるので、いろいろと不便もありましたが、しかし、精神的には、ありのままの自分でいられる心地良さがありました。そこには、他人の目を気にしなければならないような「神経症的な空気」が存在していなかったからです。

しかし私は、だからこそ日本に帰ろうと思いました。日本人の多くがいかに窮屈でもったいない日々を過ごしているのか、いかに生まれ持った貴重な資質を殺して(角《つの》を矯《た》めて)生きているのか。個々人の具体的な悩みの奥に潜んでいるはずの、日本の精神風土の問題にもきちんと目を向け、「神経症的な空気」の中で、「本物と偽物」、「生きているものと死んでいるもの」を見分けていく役割を、不肖ながら少しでも自分が担おうと、「怒り」のような「哀しみ」のような感情が私をおそったのです。

そんな思いが、本書の底にも一貫して流れているはずです。


私家版の講義録が本書誕生のきっかけとなったのですが、その講義録はそもそも、私の主宰する精神療法の研究会に集まる若きカウンセラーたちの参考書として、まったくプライベートな目的で作られたものでした。しかし、これが意外にも、一般の知人・友人たちやライターの方たちに好評を得ることになり、何人もの方たちに是非本格的な出版を、とお勧めいただき、今回、この講談社現代新書での出版が実現することになりました。

一般の方々にも広く読んでいただけるよう、元の原稿に大幅に手を入れ、新しく湧いてきた考えなども書き加え、ほとんど新たに書き下ろした内容になっています。いつもは顔の見える聴衆やクライアントを前にして、即興的に話を組み立てることばかりしているものですから、本書の執筆には思いのほか難渋しました。しかし、オリジナルにあったある種のライブ感を、ここからわずかでも感じ取っていただければ、望外の喜びです。

今回、講談社現代新書から出版できたことには、不思議な因縁を感じます。私が、森有正氏の思想に触れたのも、ニーチェと出会ったのも、現代詩への目が開いたきっかけも、すべてこの現代新書だったからです。それらの本と出会ったところから、図らずも本書への歩みが始まっていたのかと思うと、静かな感慨があります。

本書の出版に際しては、臨床心理士の西郷景子氏や第一通信社の関根正之氏のご推薦をいただき、そしてまた、現代新書出版部の田中浩史氏には、このような形にまとめる上で貴重な助言をいただき、いろいろとご苦労をおかけしました。改めて感謝申し上げます。

また、私を教え導いてくれた多くの先生たちの学恩、そして人生上の師でもあった故近藤章久先生には宗教的次元に至る深い教えと年齢を超えた友情をいただきました。ここに深く感謝申し上げたいと思います。

二〇〇六年九月二八日

泉谷閑示

講談社現代新書　1862

「普通《ふつう》がいい」という病《やまい》

二〇〇六年一〇月二〇日第一刷発行　二〇一五年一〇月二一日第二五刷発行

著　者　泉谷《いずみや》閑示《かんじ》

発行者　篠木和久

発行所　株式会社講談社
東京都文京区音羽二丁目一二―二一　郵便番号一一二―八〇〇一

電　話　〇三―五三九五―三五二一　編集（現代新書）
〇三―五三九五―五八一七　販売
〇三―五三九五―三六一五　業務

装幀者　中島英樹

印刷所　株式会社ＫＰＳプロダクツ

製本所　株式会社ＫＰＳプロダクツ

定価はカバーに表示してあります　Printed in Japan

N.D.C. 141　262p　18cm
ISBN4-06-149862-2

「講談社現代新書」の刊行にあたって

教養は万人が身をもって養い創造すべきものであって、一部の専門家の占有物として、ただ一方的に人々の手もとに配布され伝達されうるものではありません。

しかし、不幸にしてわが国の現状では、教養の重要な養いとなるべき書物は、ほとんど講壇からの天下りや単なる解説に終始し、知識技術を真剣に希求する青少年・学生・一般民衆の根本的な疑問や興味は、けっして十分に答えられ、解きほぐされ、手引きされることがありません。万人の内奥から発した真正の教養への芽ばえが、こうして放置され、むなしく滅びさる運命にゆだねられているのです。

このことは、中・高校だけで教育をおわる人々の成長をはばんでいるだけでなく、大学に進んだり、インテリと目されたりする人々の精神力の健康さえもむしばみ、わが国の文化の実質をまことに脆弱なものにしています。単なる博識以上の根強い思索力・判断力、および確かな技術にささえられた教養を必要とする日本の将来にとって、これは真剣に憂慮されなければならない事態であるといわなければなりません。

わたしたちの「講談社現代新書」は、この事態の克服を意図して計画されたものです。これによってわたしたちは、講壇からの天下りでもなく、単なる解説書でもない、もっぱら万人の魂に生ずる初発的かつ根本的な問題をとらえ、掘り起こし、手引きし、しかも最新の知識への展望を万人に確立させる書物を、新しく世の中に送り出したいと念願しています。

わたしたちは、創業以来民衆を対象とする啓蒙の仕事に専心してきた講談社にとって、これこそもっともふさわしい課題であり、伝統ある出版社としての義務でもあると考えているのです。

一九六四年四月　野間省一

哲学・思想Ⅰ

66 哲学のすすめ――岩崎武雄
159 弁証法はどういう科学か　三浦つとむ
501 ニーチェとの対話――西尾幹二
871 言葉と無意識――丸山圭三郎
898 はじめての構造主義　橋爪大三郎
916 哲学入門一歩前――廣松渉
921 現代思想を読む事典　今村仁司 編
977 哲学の歴史――新田義弘
989 ミシェル・フーコー　内田隆三
1001 今こそマルクスを読み返す　廣松渉
1286 哲学の謎――野矢茂樹
1293 「時間」を哲学する――中島義道
1315 じぶん・この不思議な存在――鷲田清一
1357 新しいヘーゲル――長谷川宏
1383 カントの人間学――中島義道
1401 これがニーチェだ――永井均
1420 無限論の教室――野矢茂樹
1466 ゲーデルの哲学――高橋昌一郎
1575 動物化するポストモダン　東浩紀
1582 ロボットの心――柴田正良
1600 ハイデガー＝存在神秘の哲学――古東哲明
1635 これが現象学だ――谷徹
1638 時間は実在するか　入不二基義
1675 ウィトゲンシュタインはこう考えた　鬼界彰夫
1783 スピノザの世界――上野修
1839 読む哲学事典――田島正樹
1948 理性の限界――高橋昌一郎
1957 リアルのゆくえ　大塚英志／東浩紀
1996 今こそアーレントを読み直す――仲正昌樹
2004 はじめての言語ゲーム――橋爪大三郎
2048 知性の限界――高橋昌一郎
2050 超解読！　はじめてのヘーゲル『精神現象学』　竹田青嗣／西研
2084 はじめての政治哲学　小川仁志
2099 超解読！　はじめてのカント『純粋理性批判』　竹田青嗣
2153 感性の限界――高橋昌一郎
2169 超解読！　はじめてのフッサール『現象学の理念』――竹田青嗣
2185 死別の悲しみに向き合う――坂口幸弘
2279 マックス・ウェーバーを読む――仲正昌樹

哲学・思想Ⅱ

13 論語——貝塚茂樹
285 正しく考えるために 岩崎武雄
324 美について——今道友信
1007 日本の風景・西欧の景観——オギュスタン・ベルク 篠田勝英 訳
1123 はじめてのインド哲学 立川武蔵
1150 「欲望」と資本主義——佐伯啓思
1163 「孫子」を読む——浅野裕一
1247 メタファー思考——瀬戸賢一
1248 20世紀言語学入門 加賀野井秀一
1278 ラカンの精神分析——新宮一成
1358 「教養」とは何か——阿部謹也
1436 古事記と日本書紀 神野志隆光

1439 〈意識〉とは何だろうか 下條信輔
1542 自由はどこまで可能か 森村進
1544 倫理という力——前田英樹
1560 神道の逆襲——菅野覚明
1741 武士道の逆襲——菅野覚明
1749 自由とは何か——佐伯啓思
1763 ソシュールと言語学——町田健
1849 系統樹思考の世界——三中信宏
1867 現代建築に関する16章 五十嵐太郎
2009 ニッポンの思想——佐々木敦
2014 分類思考の世界——三中信宏
2093 ウェブ×ソーシャル×アメリカ 池田純一
2114 いつだって大変な時代——堀井憲一郎

2134 いまを生きるための思想キーワード——仲正昌樹
2155 独立国家のつくりかた 坂口恭平
2167 新しい左翼入門——松尾匡
2168 社会を変えるには——小熊英二
2172 私とは何か——平野啓一郎
2177 わかりあえないことから 平田オリザ
2179 アメリカを動かす思想 小川仁志
2216 まんが 哲学入門——森岡正博 寺田にゃんこふ
2254 教育の力——苫野一徳
2274 現実脱出論——坂口恭平
2290 闘うための哲学書——小川仁志 萱野稔人
2341 ハイデガー哲学入門 仲正昌樹
2437 ハイデガー『存在と時間』入門——轟孝夫

宗教

27 禅のすすめ——佐藤幸治

135 日蓮——久保田正文

217 道元入門——秋月龍珉

606 「般若心経」を読む——紀野一義

667 生命《いのち》あるすべてのものに　マザー・テレサ

698 神と仏——山折哲雄

997 空と無我——定方晟

1210 イスラームとは何か——小杉泰

1469 ヒンドゥー教　クシティ・モーハン・セーン　中川正生 訳

1609 一神教の誕生——加藤隆

1755 仏教発見!——西山厚

1988 入門 哲学としての仏教　竹村牧男

2100 ふしぎなキリスト教——橋爪大三郎　大澤真幸

2146 世界の陰謀論を読み解く——辻隆太朗

2159 古代オリエントの宗教　青木健

2220 仏教の真実——田上太秀

2241 科学vs.キリスト教——岡崎勝世

2293 善の根拠——南直哉

2333 輪廻転生——竹倉史人

2337 『臨済録』を読む——有馬頼底

2368 「日本人の神」入門——島田裕巳

Ⓒ

政治・社会

1145 冤罪はこうして作られる──小田中聰樹
1201 情報操作のトリック──川上和久
1488 日本の公安警察──青木理
1540 戦争を記憶する──藤原帰一
1742 教育と国家──高橋哲哉
1965 創価学会の研究──玉野和志
1977 天皇陛下の全仕事──山本雅人
1978 思考停止社会──郷原信郎
1985 日米同盟の正体──孫崎享
2068 財政危機と社会保障──鈴木亘
2073 リスクに背を向ける日本人──山岸俊男 メアリー・C・ブリントン
2079 認知症と長寿社会──信濃毎日新聞取材班
2115 国力とは何か──中野剛志
2117 未曾有と想定外──畑村洋太郎
2123 中国社会の見えない掟──加藤隆則
2130 ケインズとハイエク──松原隆一郎
2135 弱者の居場所がない社会──阿部彩
2138 超高齢社会の基礎知識──鈴木隆雄
2152 鉄道と国家──小牟田哲彦
2183 死刑と正義──森炎
2186 民法はおもしろい──池田真朗
2197 「反日」中国の真実──加藤隆則
2203 ビッグデータの覇者たち──海部美知
2246 愛と暴力の戦後とその後──赤坂真理
2247 国際メディア情報戦──高木徹
2294 安倍官邸の正体──田﨑史郎
2295 福島第一原発事故 7つの謎──NHKスペシャル『メルトダウン』取材班
2297 ニッポンの裁判──瀬木比呂志
2352 警察捜査の正体──原田宏二
2358 貧困世代──藤田孝典
2363 下り坂をそろそろと下る──平田オリザ
2387 憲法という希望──木村草太
2397 老いる家 崩れる街──野澤千絵
2413 アメリカ帝国の終焉──進藤榮一
2431 未来の年表──河合雅司
2436 縮小ニッポンの衝撃──NHKスペシャル取材班
2439 知ってはいけない──矢部宏治
2455 保守の真髄──西部邁

経済・ビジネス

世界の言語・文化・地理

958 英語の歴史――中尾俊夫
987 はじめての中国語――相原茂
1025 J・S・バッハ――礒山雅
1073 はじめてのドイツ語 福本義憲
1111 ヴェネツィア――陣内秀信
1183 はじめてのスペイン語 東谷穎人
1353 はじめてのラテン語 大西英文
1396 はじめてのイタリア語 郡史郎
1446 南イタリアへ!――陣内秀信
1701 はじめての言語学 黒田龍之助
1753 中国語はおもしろい 新井一二三
1949 見えないアメリカ――渡辺将人

2081 はじめてのポルトガル語 浜岡究
2086 英語と日本語のあいだ 菅原克也
2104 国際共通語としての英語 鳥飼玖美子
2107 野生哲学――管啓次郎 小池桂一
2158 一生モノの英文法――澤井康佑
2227 アメリカ・メディア・ウォーズ――大治朋子
2228 フランス文学と愛――野崎歓
2317 ふしぎなイギリス――笠原敏彦
2353 本物の英語力――鳥飼玖美子
2354 インド人の「力」――山下博司
2411 話すための英語力 鳥飼玖美子

日本史Ⅰ

1258 身分差別社会の真実──斎藤洋一 大石慎三郎
1265 七三一部隊──常石敬一
1292 日光東照宮の謎──高藤晴俊
1322 藤原氏千年──朧谷寿
1379 白村江──遠山美都男
1394 参勤交代──山本博文
1414 謎とき日本近現代史 野島博之
1599 戦争の日本近現代史 加藤陽子
1648 天皇と日本の起源 遠山美都男
1680 鉄道ひとつばなし──原武史
1702 日本史の考え方──石川晶康
1707 参謀本部と陸軍大学校 黒野耐

1797 「特攻」と日本人──保阪正康
1885 鉄道ひとつばなし2──原武史
1900 日中戦争──小林英夫
1918 日本人はなぜキツネにだまされなくなったのか 内山節
1924 東京裁判──日暮吉延
1931 幕臣たちの明治維新 安藤優一郎
1971 歴史と外交──東郷和彦
1982 皇軍兵士の日常生活 一ノ瀬俊也
2031 明治維新 1858-1881 坂野潤治 大野健一
2040 中世を道から読む──齋藤慎一
2089 占いと中世人──菅原正子
2095 鉄道ひとつばなし3──原武史
2098 戦前昭和の社会 1926-1945──井上寿一

2106 戦国誕生──渡邊大門
2109 「神道」の虚像と実像 井上寛司
2152 鉄道と国家──小牟田哲彦
2154 邪馬台国をとらえなおす──大塚初重
2190 戦前日本の安全保障──川田稔
2192 江戸の小判ゲーム──山室恭子
2196 藤原道長の日常生活 倉本一宏
2202 西郷隆盛と明治維新 坂野潤治
2248 城を攻める 城を守る──伊東潤
2272 昭和陸軍全史1──川田稔
2278 織田信長〈天下人〉の実像 金子拓
2284 ヌードと愛国──池川玲子
2299 日本海軍と政治──手嶋泰伸

日本史Ⅱ

2319 昭和陸軍全史3 —— 川田稔
2328 タモリと戦後ニッポン 近藤正高
2330 弥生時代の歴史 —— 藤尾慎一郎
2343 天下統一 —— 黒嶋敏
2351 戦国の陣形 —— 乃至政彦
2376 昭和の戦争 —— 井上寿一
2380 刀の日本史 —— 加来耕三
2382 田中角栄 —— 服部龍二
2394 井伊直虎 —— 夏目琢史
2398 日米開戦と情報戦 —— 森山優
2401 愛と狂瀾のメリークリスマス 堀井憲一郎
2402 ジャニーズと日本 —— 矢野利裕
2405 織田信長の城 —— 加藤理文
2414 海の向こうから見た倭国 高田貫太
2417 ビートたけしと北野武 近藤正高
2428 戦争の日本古代史 —— 倉本一宏
2438 飛行機の戦争 1914-1945 —— 一ノ瀬俊也
2449 天皇家のお葬式 —— 大角修
2451 不死身の特攻兵 —— 鴻上尚史
2453 戦争調査会 —— 井上寿一
2454 縄文の思想 —— 瀬川拓郎
2460 自民党秘史 —— 岡崎守恭
2462 王政復古 —— 久住真也